動作療法

まったく新しい心理治療の理論と方法

成瀬悟策

誠信書房

はしがき

　本書はわが国オリジナルに生まれ，最近十数年の間で急速に発達・展開しつつある動作療法という，これまでに例のない全く新しいタイプの心理治療についての理論と方法の現状を述べたものです。一般に心理治療といえばことばを手段にするものと決まっているのに対して，ここでは主として動作というコミュニケーションによりクライエントの生活体験の仕方の治療的な変化を援助しようとするもので，その際，ことばは補助として用いられるだけです。その方法は広範な心理臨床のあらゆる分野でそれぞれに著しい成果の挙がることがこれまでさまざまに報告されていますが，とりわけ心理治療の領域での効果はことのほか顕著なことが，多くの仲間たちによって確かめられてきました。動作という方法によって，何が，いかにして人に治療効果をもたらすのか，どうすればより効果的であるのかなどについては，誕生して間がなく，目下発展途上のものですから，まだまだ決定的なことはいえませんが，広く・強く浴びている注目に応え，かつ現場で急増する仲間たちの要望にも対応し，また現時点での心理的な立場を明確にし，今後のさらなる展開を占うため，これまでの成果にもとづいて理論と方法を中心にまとめてみました。本書の趣旨をよりよく理解していただくため，あらかじめその内容の要点だけを概説すれば，以下のようなものになります。

　そもそも人の現実の日常生活というものは，生けるからだをその持ち主である主体が意図して動かすという能動的な活動で成り立っています。その意図通りの身体運動を実現しようと努力する主体の心理過程を動作といいます。生きてふつうに生活している以上，全くからだを動かさないということはあり得ないので，動作こそは生ける証であると同時に，生き抜く活動の基盤をもなすも

のです。骨格筋は随意筋といわれるほどですから，主体の気持ちが安定しており，意図が明確なら，その通り，まさに同時・同形的に緊張したり骨格を動かすように働くものですが，主体の側の気持ちが不安定だったり，意図が曖昧・混乱し，あるいは未熟・不全であれば，それがそのままからだの不適切な緊張や動きとなって現れます。ですから，からだの緊張や動きの状況をみれば，それと同根・同形である主体の気持ちや意図，さらには日常生活における体験の仕方の安定・悩み・困難などの状況を把握・理解できるはずです。さらに主体のこころとからだの緊張や運動はただ単に同根・同形というだけでなく，一方では自分のからだの緊張や動きの状況に対応して主体はより適切な動きのための努力の仕方を工夫したり改めたりすることができるし，他方では，こころの悩みや不安・困難をからだの緊張や動きとして表現することで低減・解消したり，こころの安定を保ち，困難を乗り越えられるように，動作を通して主体は常に適切に努力をしているものです。すなわち気持ちが不安定になるとき，それと同時・同形のからだの緊張なり動きをするという自己処理によってこころを安定させているし，さらに進んでは，自分にとって必要な体験の仕方ができるために，もっと別の形の緊張や動きを自ら選択しながら，気持ちの自己処理をしていくというふうに，動作の仕方によって，こころとからだの間の適切な自己調整・自己管理をしながら，それなりに安定した形で生き抜いているというのがわれわれの日常生活というものです。こうしたこころの安定・不安定やからだの緊張・動きなどはもちろん，こころとからだとの間の自己処理や自己選択，自己管理などは，ときに意識されることもなくはないにしても，その大部分は意識にのぼらない，意識下における主体の努力活動で進められてはじめて効果的になるというのが，動作というものの重要な特徴といってよいでしょう。

　さて，生活上のさまざまな問題に逢着して，こうした自己調整が難しくなり，自己管理ができにくくなって，カウンセラーとか治療者などのような他者の援助を求めることになれば，いよいよ動作療法の出番です。日常生活での体験の仕方と動作の問題点は何か，その仕方を治療的に変化させやすい体験のためにはどんな課題の動作をすればよいか，などがインテークで推測・仮説されれば，その手始めは治療のための課題を設定して，クライアントが課題実現し

やすいように手助けすることです。その課題を実現しようとする主体の努力の体験がそのまま治療体験につながるように作られていれば，主体はその努力を通して，それまで独りではでき兼ねていた自己処理をするなかで治療体験が得られることになります。そうした過程を通して，旧い体験の仕方を捨て，新たなやり方を経験することで逞(たくま)しくなった主体の自己活動は，それまでとは打って変わり，さらに進んで積極的なものとなり，自分にとって必要な治療体験ができやすいような動作課題を自分で模索・選択しながら，そのつどそれに対して自己処理するという体験を重ねることができ始めるでしょう。そうした経験の積み重ねで主体の自己調整・自己管理もこれまでとは違っていっそうしっかりしたものになってきます。こうした自己処理，自己選択，自己管理などができやすくなることによって自己治療の能力全体が高まるよう適切に援助していくのが，治療者の役割ということになるのです。

　いずれにせよ，動作というものは，脳・神経系から筋・骨格系に働きかけてからだを動かすという生理的なメカニズムとともに，重力と大地の間にあってからだというカプセルを適切に定位づけるという物理的なメカニズムへも同時に働きかけるという主体の努力活動です。それはことばなどとは違って，人間のもっとも根元的でかつ能動的な，しかも客観的な現実を無視できない活動ですから，その心理治療的な意義や価値には測り知れないもののあるのを予感させずにはおきません。本書ではこれまでの臨床経験でやっと辿り着いたのがここまでですよという意味で現状をまとめただけのものです。それさえも多くの優れた仲間たちに支えられたからこそのことで，それなしにはとてもできないことでした。この機会に，お力添えを頂いてきた研究仲間の方々に改めて深く感謝申し上げる次第です。幸いにして昨年，私たちの日本臨床動作学会が日本学術会議の登録学会として認められたので，この学会を通して，この分野はより深く，より広範に研究が進み，これまでには考えも及ばなかったようなメカニズムやプロセスが解明され，治療法としてもいっそう洗練され，優れたものになっていくことが期待されます。

　なお，本書でとくに留意したのは，「屈げる」「屈がる」「曲がる」ということばです。屈げるは意識努力による動き，屈がるは意識下的ながら当人自身の努力で屈げているもの，曲がるは主体にも，その努力にも関係なく，生理的な

いし物理的な力で曲がるものを記述するものとして，それぞれを区別して用いました。

　最後になりましたが，これまで何度もそうであったように，変わらぬご厚意を以て本書の刊行をお引き受けいただいた誠信書房社主・柴田淑子さんに深く・厚く感謝申し上げます。また，何かと面倒な注文が多かったにもかかわらず，見事な編集を進めていただいた松山由理子さんに改めて謝意を表します。

　　　西暦2000年ミレニアム・　初夏の窓辺から
　　　　　　玄海の島　夕映えを　黒に抜き

　　　　　　　　　　　　　　　　　　　　　　　成　瀬　悟　策

目　　次

はしがき　i

図一覧表　xiii

Ⅰ．動作療法への序章

1. 障害児・者への援助 — 1
2. 心理治療法に発展 — 2
3. 健康法 — 3
4. 高齢者動作法 — 5
5. そのほかの諸分野 — 6
6. 動作の主体者が変わる — 7

Ⅱ．動作と動作法

1. 動作は心理過程 — 9
   A．主体の努力　9
   B．ボタンの押し方　10
2. 意識にのぼる動作・のぼらない動作 — 10
   A．赤ちゃんも努力で動く　10
   B．主体の有意活動　11
3. 動作の大部分は意識にのぼらない — 12
   A．随伴運動は努力の結果　12
   B．意識されない有意努力　12
4. 意識努力・意識下努力 — 14
   A．意識下努力　14
   B．動作で分かる意識下努力　15
   C．意識化よりも意識下のまま　16
   D．意識下動作でよくなる　17
   E．意識化よりも意識下化　18
5. 動作法 — 18

III. 心理治療における体験

1. 体験 ————————————————————— 21
    - A. 体験は"感じ"　21
    - B. 動作体験　22
    - C. 伴う体験　23
2. あらゆる体験は動作とともに経験 ————————— 24
    - A. 動作で体験・からだで体験　24
    - B. 体験と動作と　25
    - C. 動作はこころの憂さの捨て所　26
3. 心理治療の道具としての動作 ————————————— 27
    - A. 心理治療　27
    - B. 課題動作法　28
    - C. なぜ動作か　30
    - D. 動作が変わる・こころが変わる　31
    - E. 心理治療における意識体験　34
    - F. 意識の流動性　35
    - G. 意識性の幅　36

IV. 動作療法

1. 動作療法 ————————————————————— 38
    - A. 動作療法　38
    - B. 動作は手段・目指すは治療体験　39
    - C. 動作することが治療体験をもたらす　40
2. 動作なら安気 ————————————————————— 41
    - A. 動作だと取り組むのが安心　41
    - B. 気楽にのめり込める　42
3. 意識下的能動活動 ————————————————— 43
    - A. 意識下的能動活動　43
    - B. 治療体験の自己操作　45

　　　　C．意識化よりも意識下化　46
4．生き方を変える──────────────────── 48
　　　　A．治療体験を求めて　48
　　　　B．動作を変える　48
　　　　C．生き方を変える　50
5．動作療法における治療関係──────────── 51
　　　　A．心理療法一般における治療関係　51
　　　　B．主体が主役　52
　　　　　a）自己治療　52　　　　b）相手にお任せ　53
　　　　　c）自体にお任せ　53　　　d）意識下にお任せ　54
6．ことばの位置づけ────────────────── 55
　　　　A．ことばは補助役　55
　　　　B．ことばの活用　56
7．治療者──────────────────────── 57
　　　　A．ボディーと主体　57
　　　　B．からだに触れる　58
　　　　C．治療者は援助者　59
　　　　D．共感的理解　59
8．禁忌について──────────────────── 61
　　　　A．動作法はファジー　61
　　　　B．動作法での禁忌　62

　　　　　　　　Ⅴ．動作療法におけるインテーク

1．インテーク──────────────────── 64
　　　　A．主訴　64
　　　　B．動作の特徴は即こころの特徴　66
　　　　　1）からだの感じ　66
　　　　　2）動作を観る・こころを診る　67
　　　　　3）動作を変える・こころを変える　69
　　　　C．動作療法の受け容れ　70

　　　　1）動作による心理療法　70
　　　　2）なぜ動作か　70
　　　　3）動作療法の受け容れ　72
　2．動作の見方———————————————————— 73
　　　A．初対面　73
　　　B．課題テスト　74
　　　C．援助テスト　74
　3．動作の見どころ———————————————————— 77
　　　A．不当な緊張　77
　　　B．難しい動き　79
　　　C．タテへの立て方――体軸は別項に　81
　　　D．姿勢の偏り　83
　　　　1）正面図　83
　　　　2）側面図　84
　　　　3）全　体　84
　　　E．体軸の硬さ　85
　4．体験の捉え方———————————————————— 87
　　　A．限りなき接近　87
　　　B．こころが内側に向く　87
　　　C．主動感　89
　　　D．自体感　91
　　　E．リラックス感　92
　　　F．安心感　94
　　　G．現実感　95
　　　H．存在感　96
　　　I．自己感　98
　　　J．お任せ感　100
　5．見立て———————————————————— 101
　　　A．現状からの出発　101
　　　B．動作と体験を手がかりに　103

C. 見立ては仮説　　104

Ⅵ. 動作療法のプロセス

1. 動作訓練から動作療法へ ――――――――――――――――――― 107
　　A. 動作訓練でも治療効果　　107
　　B. 動作療法に取り組んでみて　　108
2. 動作療法のプロセス ―――――――――――――――――――― 109
　　A. 治療プロセスの多様性　　109
　　B. 長期型　　110
　　　1）第一期：導入――動作と体験が一応分かるまで　　110
　　　2）第二期：動作と体験の明確化　　112
　　　3）第三期：受動から能動へ　　114
　　　4）第四期：終結――生活化　　116
　　C. ブリーフ型　　118
　　　1）特定体験型　　118
　　　2）順次体験型　　120

Ⅶ. 動作療法における援助

1. 課題努力法 ――――――――――――――――――――――― 122
　　A. 課題努力法　　122
　　B. 課題努力法の構造　　123
　　　1）密着共感的理解　　123
　　　2）動作体験援助　　125
　　　3）相互コミュニケーション　　126
2. 援助の方法 ――――――――――――――――――――――― 126
　　　1）助言　　127
　　　2）かざす　　127
　　　3）添える　　128
　　　4）指示　　129
　　　5）補助　　130

　　　　6）妨げる　　130
　　　　7）介助　　131
3．援助すべき治療体験――――――――――――――――――132
　　A．自己治療が前提　　132
　　B．自体への直面・対応　　133
　　C．動かす感じへの直面・対応　　134
　　D．外界への直面・対応　　135
　　E．相手（援助者）への直面・対応　　136
　　F．自分への直面・対応　　136
　　G．自分自身の変化への直面・対応　　137
4．自分で動かし，自分でよくなる―――――――――――――139
　　A．自分で動かす　　139
　　　　1）まず自分で動かす　　139
　　　　2）動作できる感動　　139
　　B．「そこ！」「それ！」「そうそう！」　　140
　　　　1）「そこ！」「ここ！」　　140
　　　　2）「そうそう！」「できた！」　　142
　　C．微緊張・微動　　143
　　　　1）過度・過剰な緊張　　143
　　　　2）力を抜き，緊張を弛める　　144
　　　　3）微緊張・微動　　145
5．自己治療とその援助――――――――――――――――――146
　　A．自己処理　　146
　　　　1）ピクピクの出現　　146
　　　　2）自己処理と援助　　147
　　B．自己選択　　148
　　　　1）次々に処理対象を自分で選べる　　148
　　　　2）自己選択は治療の本質　　149
　　C．自己管理　　150
　　　　1）肩弛めの自己治療　　150

2）意識下自己処理　151
　　3）自己管理　152

Ⅷ．動作課題

1．動作課題 ——————————————— 154
　A．課題の選択　154
　B．課題の援助　155
2．援助姿位 ——————————————— 156
　A．椅子位　157
　B．坐位　157
　C．臥位　160
　D．膝立ち位　160
　E．立位　160
3．肩弛め ——————————————— 164
　A．姿位　164
　B．肩挙げ　165
　C．肩前屈げ　167
　D．肩挙げ肩開き　167
　E．肩開き　167
4．腕挙げ ——————————————— 169
　A．姿位　169
　B．腕挙げ　170
　C．腕屈げ　171
　D．微動腕挙げ　172
　E．微動腕屈げ　174
　F．肘捻り　174
5．躯幹部 ——————————————— 177
　A．姿位　177
　B．上体前屈げ　178
　C．上体後反らし　180

　　　　D．上体反らし・屈げ　　182
　　　　E．上体横屈げ　　184
　　　　F．上体捻り　　185
　　　　G．上体廻し　　187
　　　　H．自体軸タテ直立て　　187
　　　　I．全身脱力・微緊張　　191
6．膝立ち─────────────────────────── 193
　　　　A．姿位　　193
　　　　B．股伸ばし・屈げ　　193
　　　　C．腰立て　　195
　　　　D．股横弛め　　196
　　　　E．重心移し・膝立ち　　198
7．立　位─────────────────────────── 198
　　　　A．姿位　　198
　　　　B．直立ち　　199
　　　　C．膝屈げ　　200
　　　　D．片足立ち　　201
　　　　E．重心移し・立位　　203
8．両足踏みつけ──────────────────────── 204
　　　　A．姿位　　204
　　　　B．立位前傾の足裏踏み　　206
　　　　C．横傾斜足踏み　　208
　　　　D．足裏内側踏み　　209
　　　　E．足首屈げ・伸ばし　　210
　　　　　　ａ）足首屈げ　　210　　　ｂ）足首伸ばし　　210
　　　　　　ｃ）他動補助による足首の屈げと伸ばし　　212

　　引用文献　　213
　　人名索引　　216
　　事項索引　　217

図 一 覧 表

図 1 動作図式　9
図 2 動作法図式　19
　　A 動作図式　19
　　B 動作法図式　19
図 3 治療体験の自己操作　46
図 4 動作による共感　60
図 5 腕挙げの難所　79
図 6 片膝立ち　86
図 7 動作療法における課題努力法の構造図　124
　　A 密着共感的理解図　124
　　B 動作体験援助図　124
　　C 主体援助者相互コミュニケーション図　124
図 8 椅子位の腰かけ方　158
　　A 浅がけ　158
　　B 深がけ　158
図 9 坐位　159
　　A 胡坐　159
　　　A-1 脚を組んだ胡坐
　　　A-2 両足裏を合わせた胡坐
　　B 開脚伸展坐位　159
　　　B-1 膝を伸ばした坐位
　　　B-2 膝を屈げた坐位
図 10 臥位　161
　　A 仰臥位　161
　　　A-1 枕使用
　　　A-2 枕なし
　　B 側臥位　161
　　　B-1 枕使用
　　　B-2 枕なし
図 11 膝立位　162
　　A 正面図　162
　　B 側面図　162
図 12 立位　163
　　A 立位　163
　　B 足裏図　163
図 13 肩挙げ　166
　　A 右肩挙げ　166
　　B 両肩挙げ　166
図 14 肩挙げ肩開き　166
　　A 両肩挙げ　166
　　B 両肩胛骨を開く　166
図 15 肘を張った肩開き　168
図 16 腕挙げ　170
　　A 正面図　170
　　B 側面図　170
図 17 右腕屈げ　172
　　A 用意　172
　　B 腕屈げ　172
図 18 微動腕挙げ　173
　　A 側面図　173

B　頭部から見た図　173
図19　微動腕屈げ　175
　　　A　臥位側面図　175
　　　B　肘伸ばし・頭部からの図　175
　　　C　肘折り・頭部からの図　175
図20　肘捻り　176
　　　A　用意　176
　　　B　右（内）捻り　176
　　　C　左（外）捻り　176
図21　上体前屈げ　179
　　　A　椅子位　179
　　　B　胡坐　179
　　　C　開脚伸展坐位　179
図22　上体後反らし　181
　　　A　椅子位　181
　　　A-1　用意
　　　A-2　後反らし
　　　B　坐位補助　181
　　　B-1　右側面図
　　　B-2　左側面図
図23　上体反らし・屈げ　183
　　　A　用意　183
　　　B　補助・後反らし　183
　　　C　補助・前屈げ　183
図24　上体横屈げ　185
　　　A　椅子位5番屈げ　185
　　　B　胡坐位4番屈げ　185
図25　上体捻り　186
　　　A　開始前側面図　186

　　　B　捻り切った図　186
図26　上体廻し　188
　　　A　椅子位　188
　　　A-1　用意
　　　A-2　前屈
　　　A-3　右廻し
　　　A-4　左廻し
　　　B　開脚伸展坐位　189
　　　B-1　用意
　　　B-2　前屈げ
　　　B-3　右廻し
　　　B-4　左廻し
図27　全身脱力・微緊張　192
図28　腰立て　195
　　　A　腰反り・股屈げ　195
　　　B　腰伸ばし・股伸ばし　195
　　　C　腰屈げ・股伸ばし　195
図29　股横弛め　197
　　　A　膝立ち　197
　　　B　股横弛め　197
図30　重心右移し　197
図31　膝屈げ　200
　　　A　上体前傾　200
　　　B　上体タテ直　200
図32　片足立ち　202
　　　A　左片足立ち　202
　　　B　足先を床面から離せない　202
図33　重心移し　203
　　　A　前移し　203
　　　B　右移し　203

図 34　立位の両足　205
　　A　立位左右足比較　205
　　B　外旋型　205
　　C　内旋型　205
図 35　立位前傾の足裏踏み　207
　　A　指先型　207
　　B　付け根型　207
図 36　足裏外側踏み　207
　　A　シャープ踏み　207
　　B　広い踏み　207
図 37　足裏内側踏み　209

　　A　右内側縁踏み　209
　　B　両足内側踏み・外側上げ　209
図 38　足首屈げ・伸ばし　211
　　A　屈げ　211
　　　A-1　屈げ
　　　A-2　屈げへの他動抵抗
　　B　伸ばし　211
　　　B-1　伸ばし
　　　B-2　伸ばしへの他動抵抗

I

動作療法への序章

1．障害児・者への援助

　本書で取り上げるのは，いまだかつて世界のどこにもその類をみないまったく新しい心理治療の理論と方法である。心理療法といえば"ことば"を道具とするものとばかり考え，もっぱらその伝統に従ってきた私たちだったが，それを思い切って全面的に捨て去り，"動作"を道具とする治療法を改めて研究し始めた。その由来をまずはじめ簡単に述べておこう。

　その直接の契機になったのは1964年，脳性マヒで動かなかった若者たちの手が催眠暗示による治療で動くようになったという小林茂さんの報告（1966）である。ちょうどその頃，たまたま訊ねたある老人病院での話だが，脳卒中後遺症で手の動かないひとの腕が，私の軽い催眠暗示で，当人自身も驚きあきれているうちに，やはり真上まで挙がっていったという例がある。それまでは，脳性マヒや脳卒中後遺症という脳の病変は治癒することがないので，それによって起こる肢体不自由もよくなることはないとされていた。それどころか脳性マヒ者の肢体はむしろ動かないものとさえいうひとがあるくらいだった。なのにこうした経験を持ったからには，脳の病変とからだの動きの関係には強い関心をもたざるを得ないことになった。その後の研究で分かったのは，脳性マヒのひとのからだは動かないどころか動きすぎるほど動くのに，自分の思ったようには動かせないという意味での不自由だということである（成瀬, 1985）。

　かくかくの動きをしようと意図して，そうしようと努力するのだが，その結

果が意図通りにならず，どう頑張ってもからだの動きが意図とは食い違ったものになってしまうというのは，意図を実現しようとする努力の仕方が間違っているためだから，その努力の仕方が変わればいいということになる。どういうふうに努力の仕方が変わればよいかについては30数年を経た現在なお研究の途上にあるが，"この子は生涯寝たきりで過ごすほかない"と専門家に診断された重度の障害をもった子が，私たちの治療で立って歩けるようになり，今では普通学校へ通っているというようなケースは珍しくなくなって来た。

　最近は障害が重度化し，これまで聞いたこともないようなさまざまな診断名の障害も現れ，しかもそれらが重複するため，ほかの方法では手の付けようのない場合も多いが，私たちが脳性マヒの子のために開発してきたからだの動きを通した対応の仕方は，こうした子どもたちのからだとこころの望ましい変化に予想外の効果の挙がることが分かってきた。

2. 心理治療法に発展

　脳性マヒの子の治療を始めて十年ほどが経ち，対応の仕方におおよその目処がついてきたころ，今野義孝さん（1993, 1997）がその同じ方法で自閉・多動の子が変わるという事実を報告した。最初にその話を聞いたときは"まさか"と半信半疑だったが，その後，私たちのところへも自閉や多動の子たちがやってくるようになり，実際に治療を試みたところ驚くほど効果の挙がることを多くの事例で確かめることができた（成瀬, 1985；今野, 1997；最上, 1998）。いまでは，この分野での効果は一般に周知されるようになり，その指導や治療は全国の養護学校やクリニックで，脳性マヒを始めとする肢体不自由児・者に対するよりも，より広く，ずっと多くの子たちに適用されるようになっている。

　これが引き金になって精神分裂症（鶴, 1982, 1992；池田, 1992；畠中, 1995；最上, 1998；尾畑, 1999），鬱状態（清水良三, 1992；小俣, 1999）など精神病を始めとして，藤岡（1986, 1992）による不安神経症，対人恐怖症（藤岡, 1987a），強迫神経症（窪田, 1992；畠中, 1998），ヒステリー（吉川, 1992, 1996）などの神経症，気管支喘息（三好, 1996），不定愁訴（大場, 1997），過呼吸症候群

（干川，1992），慢性緊張（今野，1993），書痙（入江，1992）などを含む心身症（小川，1992），さらには失語症（中島，1992，他），自己臭（大場，1996；鶴，1994；清水，1999），アトピー性皮膚炎（三好，1997），不登校（藤岡，1986；最上，1995），被虐待児（那須野，1996），アルコール中毒（古賀，1998）などの心理治療に少なからざる効果の挙がることが報告されるようになった。たまたま神戸の大震災の後で多くの人たちが心理的な後遺症（PTSD）に悩まされので，動作による治療を試みたところきわめて顕著な成果が見られた（冨永，1995）。

　こうして動作を用いた心理療法にさまざまな効果の挙がったという先駆的な事例に引き続いて，最近の十年間，この方法を動作法と呼んでその心理臨床の分野で急速に進歩・発展してきた。ことに臨床心理士の資格を持つ心理学や精神医学その他の医学の諸専門家たちが強い関心を持ち，毎年新しいケースがいくつも相次いで報告されるようになっている。

3．健 康 法

　脳性マヒの子のための一週間宿泊訓練キャンプでは毎日「親の会」が持たれるが，その際，子どもが大きくなるに連れてその介助に力が要るようになって，肩凝りや腰痛に悩まされ，なかにはギックリ腰になって苦労しているので，どうにかならないかという訴えが絶えなかった。そこで肩凝りだという親たちのからだを調べると，肩が非常に硬くて，自分ではとても動かせないし，他動的に動かそうとしても板や鉄板のように硬いということが分かった。脳性マヒの子でも同じように肩は硬いが，訓練でそれを弛められるようになると，肩や腕の動きが非常によくなるだけでなく，それまで悩まされていた肩凝りや腕・肘の痛みなどが軽快することは，早くから分かっていたので，それと同じことを親たちにも試みたところ，肩胛関節をうまく弛められるようになった親たちは，そのキャンプ中に，永年悩まされた肩凝りから解放されたとか，子どもの介助や訓練でも肩凝りが出なくなったなどという報告がたくさん寄せられた。

また，腰痛を訴える親たちの腰をみると，背中から腰に掛けてびっくりするほど背筋が反り，尾てい骨上部が，お尻を後ろ上へ吊り上げるかのように反り返って緊張しており，ものを抱えたり持ち上げようとすれば，その腰反りとお尻の吊り上げの緊張はいっそうひどくなり，痛くて堪らなくなる。しかも，その緊張は真後ろに反るというよりも，左右何れかの側に偏って反り，それがまたその側の側彎（そくわん）となるので，腰から背中，さらにはその側の肩凝りにも通じているということが分かってきた。そこで腰とお尻の反りと側彎の緊張を弛め，さらには，反りとは反対に腰とお尻を前屈するような動きができるような練習をしたところ，うまくできた人たちはそれだけで腰痛におさらばができたとか，軽減したなどと喜ばれることになった。

　親たちのこの腰反りとお尻の吊り上げをもっといっそうひどくした緊張が，実は脳性マヒの子たちの膝立ちや立位を難しくしている元凶であるため，動作訓練では腰反りを弛めて，前屈の動きができるようになったところで，背中から腰にかけての脊柱をタテ真っ直ぐに立てる練習をする。それを妨げるのが股関節で，これが真っ直ぐに伸ばせず，ひどい緊張で前屈してしまう。その股関節をしっかり伸ばして両膝で床上を踏み締めながら，腰から背中へかけて真っ直ぐにした上体をタテ一本棒のようにそれに載せることができれば，膝立ちはおろか立位までもがしっかりとできやすくなる。この経験が基礎にあったので，親たちの腰痛対策にも膝から股関節，腰から背中へ，さらには肩から頸，頭まで，タテ一本棒の軸を作って，体重をこの体軸に沿いながらしっかり両膝ないし両足に載せて床面を踏み締めるという，全身の力の入れ方を練習してみた。この体軸踏み締めのためには股関節と腰を真っ直ぐの力としてタテに入れられなければならないが，これがなかなか容易でない。幸いにこれができるようになったひとたちからは，子どもを抱っこしたり介助するとき，以前のような腰痛やギックリ腰にならなくなったと感謝されることになった。

　こうして動作法が，肩凝り・腰痛などの治療やギックリ腰の予防などに実用品として役立つことが分かってきた。普通の成人はもちろん，高校生から中・小学生に至るまで，今や肩凝りはどの年齢層にも広く見られるようになっている。また，腰痛も成人に特有というより，大学生までを巻き込んだ広範な現象といえる。似たようなことは四十肩・五十肩にみられる肩関節から肩胛関節に

かけての習慣的・慢性的な緊張，それらの緊張に腕や肘までをも加えたいわゆる頸肩腕症候群，躯幹部の強い偏りの緊張からくる側彎の痛み，膝の偏った習慣からの変形性膝関節症，足首や足裏の踏み付け緊張の偏りからくる外反母趾など␣も，その治療モデルを脳性マヒ者から学んで，現在ではその治療および予防のための健康法として，広く一般に適用できるまでになっている。

4．高齢者動作法

　こうして障害児・者よりも健常・普通とされる子どもや成人に対応することが多くなったが，さらに最近では高年齢の人びとに乞われてこの動作法を適用し，予想外の効果が挙がるようになってきた。医学的にはどこも悪くないのに立てなくなったとか，歩けなくなった，からだが重くて，動くのがおっくうだなどというふうに，動作そのものが困難で訊ねて来る人もあれば，以前のような現実感覚が薄れて身の回りが自分とはしっくりしない，自分で動いている感じがはっきりしない，生きている実感が湧かない，生き甲斐を感じなくなった，自信がなくなって気持ちが落ち込んでいるなどというように心理的な問題でやってくるひとも増えてきた。成人期の問題として先に述べた肩凝り・腰痛，猫背・側彎，腰曲がり，腕や脚，肘や膝の痛み，足の踏みつけなどは相変わらず少なくない。
　それらはごくふつうの，健常者として家庭生活を送っている人たちの話だが，そのほかに一般の病院や老人病院，特別養護老人ホームや福祉施設などで生活している高齢者を加えれば，痴呆を含むさまざまな心身の健康問題でも現在私たちの仲間が動作法を用いて，ほかの方法では得られない顕著な成果を挙げている。
　一般の成人のための動作法ではこれまでからだを弛めることを基本的な方法としてきたから，たとえさまざまな動きの練習をするにしても，その動きを通してリラクセーションの効果を高めることが狙いであった。それも身体の弛むという生理的効果が注目されているが，もっと重要なのは自分で弛めるという積極的・能動的な自体（自分のからだ）への働きかけであることが分かってき

た。だが，ここへきて，ただ単に弛めるだけでなく，自分で自分を動かすという主体の活動がはるかに重要なことが分かってきた。この動かし方についてさらにいえば，タテになること，特に重力に対応して大地を踏み締めて立つということや，重力と自分のからだ，すなわち自体との寸刻も忽せにできないバランスの取り方，大地への関わりの構え方としての姿勢，外界環境との関係における自分の体軸の柔軟な対応など，これまでの心理学ではあまり考えたこともないような，それでいて，考えて見ればまことに当然な心理的要因がここへきてクローズ・アップされてきた。特に立つ・踏み締める・バランスを取るなどという動作が，自体というものを実感し，自分自身の存在感・実存感，普段の自分というものの継続感・確実感や自信・やる気・積極感などに重要な関わりを持つことが分かってきた。物理的・力学的な地球のなかで，からだという物理・生理的存在と，それを動かす主体とが，自分の意図や意志を実現しようとして一体的・統合的に活動する，いわば"生きる"という人間の根元的な活動としての「動作」に注目しなければ見えてこないような，きわめて重要な治療的価値が，この分野の経験から，改めて見直されることになってきた。

5．そのほかの諸分野

　こうした治療経験から動作法が最近の精神科はもちろん心療内科や内科一般を始め皮膚科・産科・婦人科など医学の諸領域において適用され始めている。また歯科領域では抜歯その他の手術における緊張と痛みや，姿勢と咬み合わせの関係の問題が早くから扱われてきたが，側彎や動きなどの左右差，歯ぎしり，発声・発語などにおける口腔内における習慣性・慢性的な強い緊張に対応するための動作法が検討されるようになってきた。
　不登校や緘黙・引っ込み思案・暴力など，いわゆる問題をもつ子に対する治療的な働きかけとしての動作法は早くから行なわれているが，最近，文部省によるスクールカウンセラーの導入によって，動作法が個人治療のためにも，集団での指導にも適用されて効果をあげている（最上，1999；高橋，1998）。なかには，この動作法を教師の心身の疲れや健康のためにも役立たせている臨床心

理士もいるという報告や，ＰＴＡの会合で親たちのための動作法が好評だという報告もある（坂上，1999）。また，学級全体の子どもたちに，遊び心での動作法ゴッコをして雰囲気作りや子どもたちの相互理解に効果があったという企てもあれば，北欧から輸入されたストレス・マネージメントの改良版として，学級全体を対象にこの動作法が用いられ，効果を挙げているものもある（冨永・山中編，1999）。

　スポーツの分野では早くから，緊張しやすい選手のアガリ対策として動作法の一種である漸進弛緩法が用いられてきたが，最近では野球やゴルフ，スケートやスキーなどの分野でさらに広範にこの動作法が活用されるようになっている。特にこの分野では昔から"型から入って型から出る"ことが強調されるように，競技に特有で不可欠な"型作り"が，一般にいわれるようには容易でない。さらにはいったんでき上がった型を壊したり，それを捨てて，新たな自分流の型に換えていかなければならないが，その"型くずし"はさらにいっそう難しい。また右利きとか左利きというように，当人にとって，"利き側"を始め，それぞれの個性はあるが，その競技にとっては無益・有害な動きの特徴があり，それをどう改めたり，適応的にこしらえていくかの有効な方法として，動作法がさまざまに開発されている（星野，1997）。

　からだの動きといえば世阿弥の花伝書など，古くから身のこなしや立ち居振る舞いなどについて貴重な教えがたくさん残っている。最近では日本舞踊の領域でも動作法を導入しているところがあるが，ことにダンス，創作舞踊の分野では，やはり型作りや型崩し，個性動作への対応とかリラクセーションなどの目的で動作法が用いられるようになっている。

6．動作の主体者が変わる

　以上述べてきたように，脳性マヒ者の肢体不自由改善のために始まった動作法は障害児・者一般の治療や指導などに顕著な効果をあげたことから，広く関係者からの支持を受け，さらには自閉・多動のひとから精神病・神経症の治療，健常の人たちから高齢者までの健康法として，さらには医療・教育・ス

ポーツ，芸術などの諸分野でその有用性が認められ，この三十数年の間にさまざまな人たちが実用品として実践・実施するようになっている。そのうち，肢体不自由の改善や身体運動の能力向上など，からだの動きそのものが望ましい方向に変化することを目的にするものと，身体運動や動作を扱いながら，それは手段であって，実際には，それを通して生きるこころの在り方，生活体験の仕方，ものの感じ方，活動の仕方の変化を目的とするものとの二つに分けられる。始めのうちは動作そのものの変化を目指していたが，そのためにはただ単なる身体運動とかそれにかかわる筋・骨格系とか脳・神経系などの生理現象やキネシオロジーなどの物理・力学的な運動生理などだけでは間に合わないところから，どうしてもそれらの背後にあって，それらを統合する人間のこころ，すなわち「主体」のそれを認めないわけにはいかなくなってきた。それどころか，むしろその主体こそ動作という活動のオーナーであり，それら総てが主体によって統合され，動き・動かされているという視点に立たなければ，上述したさまざまな効果や有効性は挙げられなかったに違いない。

こうして主体活動の変化を目指すに当たっては，今日重視されるようになった臨床的・治療的なこころの問題を考慮しないわけにはいかない。主体の生きる活動の表現としての動作による心理治療では当然のことだが，高齢者を含む一般的な健康問題でもそれが直接に関係してくる。さらにいえば，脳性マヒや脳卒中後遺症のひとの肢体不自由改善に当たっても，あるいは動作によるリハビリテーションにおいても，気持ちの持ち方・ものの感じ方など，体験の仕方に特有の変化をもたらす動作法であればこその有効性であることを改めて認識せざるを得ない。

そこで，こうした視点から上述した動作法適用の諸分野において共通に見られる心理治療的な側面を，クライエントにおける生き方の自己処理，自己選択，自己監理，自己変革，自己治療の過程として捉えながら，そのための適切な援助を動作療法という分野で代表することにした。したがって，ここにいう動作療法はもっぱら心理治療における諸問題を扱うが，それらは脳性マヒ者の動作訓練にも，障害者のリハビリテーションでも，あるいは健康法や高齢者動作法においても，同じ問題を含んでいるということを強調しておきたい。

II

動作と動作法

1．動作は心理過程

A．主体の努力

　からだが「動く」といえば，ふつうは物理・力学的な身体運動か，生理・身体的な活動を考えるのが一般である。そこでいま，椅子から立ち上がろうとする場合を考えてみる。当人は生理的に何の障害も欠陥もないので，筋・骨格系でも，脳・神経系でも，立ち上がるに充分な条件を備えている。にもかかわらず，ただ「立ち上がろう」と思っているだけでは，どんなにそれが熱烈であっても，立ち上がれない。本当に立ちたければ，腰に力を込め，脚を踏ん張り，全身にそれなりの力を入れながら現実に立ち上がれるような努力をしなければならない。その辺の事情を図1で示してみる。そこではまず当人が，立とうという「意図」を持ち，そうなるような「努力」ができて，始めて意図通りの立つという「身体運動」が実現できる。このように，からだの持ち主である当人・「主体」が意図した身体運動を実現しようと努力する心理過程を「動作」という。この努力が全くなければ立ち上がれないし，努力の仕方が不適切な

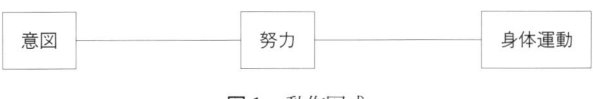

図1　動作図式

ら，うまく立てないか，よろめいたり，倒れたりしてしまう。

B．ボタンの押し方

　からだは筋・骨格系というハードと，脳・神経系というソフトの部分を持つので，その両者が動くための充分な条件を備えている。いまコンピュータになぞらえれば，それらがいかに精緻にできていようとも，そのままでは動きようがない。スイッチを入れ，意図通りの身体運動が起きるようにボードのキーを適切に打たなければならない。意図するのも主体なら，脳・神経系を活動させるためのボタンの押し手も主体，からだというコンピュータを操作するのも主体であり，その努力の過程，すなわち動作を進めて意図を実現していくという主体の心理活動で，はじめて目指す動きが生起するのである。

2．意識にのぼる動作・のぼらない動作

A．赤ちゃんも努力で動く

　身体運動がこうした主体の努力によることを一応は認める人でも，それは主体が活動するようになってからの話であって，それまでは，内外からの刺激に対する単なる物理的・化学的な機械的変化か生理的な神経反射で動いているに過ぎないという通説から，そんな身体運動は動作とはいえず，まして心理活動などとはいえないと考えやすい。そのような説では，主体とは「こころ」をもつものであり，意識活動をするのが当然ないし条件であるとするのがふつうである。それによれば，新生児では意識活動をしないので，まだこころもないから，それまでは単なる物体ないし肉体として見るほかないということで，機械説なり生理説を取る以外にはなかったものであろう。
　ここで改めて新生児を眺めてみると，生きている以上，誕生直後から動いているのは当然である。最初の産声からして，それは彼らが必要とする酸素そのほかの気体のためにする大呼吸だし，その後も必要な身体運動のためには大音

の泣き声，空腹ならオッパイを吸い，満腹なら乳房を離れる。無理に飲ませようとしても受け付けないどころか拒否されるばかり。やや長じれば空腹で泣き，オシッコやウンチで気持ち悪ければ泣いて知らせる。モロー反射や把握反射など，かつて機械的とされた原始反射運動も，最初から出現するのでなく，経験で徐々に上達するが，そのうち興味がなくなるに連れて，以前と同じ刺激ではもはやびくとも動かない。それらは単なる物理変化や生理的な反射などではなく，当人自身の自発的・主体的で合目的的な動きである。

B．主体の有意活動

　かくて，人が誕生したとき，主体は既にはっきりと主発的な有意活動をしているのである。にもかかわらず物理や生理の立場に固執しすぎたため，それを見落としたということもあろうが，今ひとつの理由は，人のこころの有意的な活動を意識的なものに限るという誤認・誤解をしたことであろう。ここで有意的というのは，主発的・合目的的ということであって，何も意識的なものと限定しているのではない。人の主体活動が意識的になるのは，誕生以後かなりの年月まで成長してからのことだから，それ以前は普通にいう意識的でないというだけのことで，それ以前にも主体的・有意的な活動が行なわれているのは明白である。この事実を誤認することになった大きな原因は，人間を理解するための手がかりをことばに置いたためであり，ことばのもつ意味や論理，理性などに注目するだけなら，意識できるこころを扱うだけで充分であった。そんな意識の現れる以前にはことばなどないのだから，注目もせずに済ますことができた。ところが本書のようにことばはさておき，主体が自体を動かし・動くという動作に焦点を合わせれば，そこでは，まずもって，出生直後からすでに行なわれている有意活動としての動作を無視することはできない。しかも，その後の人生において現れてくることばは長い間にわたってこころの最も重要な目立つ部分を担当するが，同時に動作は常にそれに形影相い添って欠くことのできない活動をしている。その後さらに年を重ねてことばがなくなっても，動作は当人の生を閉じるまで活動を続ける。すなわち，ことばは人間関係や社会生活を始め人生を豊かにするためにあるが，動作は人間の"生きる"という主体

活動として出生以来，その生を終える時点まで，生涯に亘り，脈々と流れ続けるのである。

3．動作の大部分は意識にのぼらない

A．随伴運動は努力の結果

一般心理学を修めた人からも，いまひとつの疑問・反論がある。意図といい，努力というのは，当人に意識されて始めて意図になるのであって，意識にのぼらないものは，意図にもならず，努力にもなりようがないではないかということである。それでは，いわゆる意識できるようになってからの動作は，すべて意識的なものといえるであろうか。私たちが意識的でない動作に注目せざるを得なかった最初は，脳性マヒの子が示すいわゆる随伴運動である。たとえば握手をしようとして手を伸ばそうと意識努力をする場合，そう思うだけで彼らの頸は緊張して左・右・前・後のいずれかに頭が傾き，左・右いずれかの肩が上がり，あるいは出さない方の腕が突っ張るか肘で強く屈がったり，握手とは関係のなさそうな両足や爪先が突っ張ったり屈がったり，そっくり返ったりもする。握手のため伸ばそうとしている肘や手首さえもが屈がったり突っ張ったりしかねない。これが彼らの動作不自由を起こす最大の要因であって，しかもそれを変化できるところから動作訓練が出発したといういきさつがある。すなわちこの随伴運動を，始めのうちは伝統医学に従って単なる反射運動としか見なかったが，それにしては運動そのものが複雑なパターンだし，それなりの有意性を持ち，時と場合によって出没自在，しかも当人の努力によって変容したり，あるいは制御できることが分かったからである。

B．意識されない有意努力

こうした随伴運動は脳性マヒ者に限られず，健常・ふつうの大ていの人にも少なからず認められるところである。握手のときでも，端からみていると，腰

を引いたり，肩を怒らし，あるいは落とし，出さない方の腕を屈げたり，伸ばしたり，握りこぶしや手のひらを伸ばしたり拡げたりなど，目指す主たる握手の動き以外さまざまに余計な動きがみられやすい。あるお目当ての動作をするとき，肩や腰，脚や腕などに不必要な緊張をする人が少なくない。しかもそれが習慣化して，その人特有の動き方となっていることもある。さらにそれが慢性化して肩凝りや腰痛，そのほかのいわゆる頸肩腕症候群にもなりかねない。

　"からだが勝手に動いた""手が自然に動いていきました"などという経験は，相撲でも水泳でも，およそスポーツの優勝者が言うせりふの定番である。もちろん超一流ならずとも同じ経験を持つ選手は少なくない。スポーツに限らず，彫刻や音楽，舞踊そのほかさまざまな分野の人たちで，からだが自然に動いた，手が勝手にそうしたなどのとき，会心の成果や作品ができたという報告は数限りない。同時にまた，予め決めていたものにこだわったり，うまくやることに捉われたり，あるいは"意識した"らダメだったなどということも少なくない。これらは競技とか芸術，創作活動，精密作業などのような特殊な条件に限られない。ごく日常の平凡な家事でも，会話や事務，人間関係や遊びでも，日常生活の随所に見られるところである。"あがる"，"くさる"，"緊張する"，"なくて七癖"，"思わず"声が出たり拍手したりする，などなど。窮屈な人と話すとき緊張して，姿勢を歪めたり，顔を背け，吃音となり，あるいは特殊な姿勢や癖が出やすいのもそれである。特に緊張しない場面でも，からだの構えや姿勢，動きの得手・不得手，歩き方や手の動かし方など，意識しようとしてさえ，どうしても意識にのぼらない動きが出てしまう。まさかそれを"自分がやっているのではない"とか"私に責任はない"などといって済ますわけにはいかない。すべてそうした，意識にはのぼらない動きを自分自身がやっていることを充分承知しているからにほかならない。こうしてみてくると，動作に関しては，意識にのぼらないままの主体的・有意的な動きが大部分であって，意識されている動きはそのうちのごく一部分に過ぎないといわざるを得ない。

4．意識努力・意識下努力

A．意識下努力

　先に，意図通りの身体運動を実現しようとする努力の過程を動作とし，その努力をするのが主体であった。主体が動作の努力をするとき，それを意識していることもあるが，その大部分は意識にのぼらない努力であった。そこで努力のうち，意識にのぼるものを意識努力とし，それと区別して意識にのぼらない努力を意識下努力として特徴づけることにする。意識にのぼらない努力活動を一般には無意識というが，それはフロイトによってきわめて特異な実体概念として用いられてきたので，混同されやすく，誤解を招く恐れがある。二十世紀初頭には心理学者や精神医学者らもやはりこの用語を避けて前意識や下意識，準意識とか前意識，意識外などということばをさまざまに用いたが，筆者はそれらをも採らない。意識とか無意識そのほか，「意識」の前に形容詞を付けた名詞だと，どうしても意識それ自体が何か独自の活動性を持つ実体的な存在であるかに考えられやすいからである。ここでは動作の主体者が意図した身体運動を実現しようとして努力をしているとき，その努力が主体者によって意識されているか，いないかを区別しようというだけのことである。そこでは何ら特定の理論や仮説を前提に置かず，いわば純粋に現象を記述するための用語であることを明確にするためである。

　ここでは動作を主として論じているのだから，そのための「努力」に限定しているが，人がこの世に生を維持し，存在をはかり，意図に従って活動し，思考を凝らし，社会生活をエンジョイするなど，日常生活のすべては，主体者自身の努力による以外にはないと同時に，ある種の抽象的な思考やシンボル，記号などを除けば，そうした努力のほとんどは動作と無関係ではあり得ないということから，ここでいう「努力」は人の生きる意欲という基本活動をも意味するものである。こうした活動体としての主体の意識下努力は，人生で意識努力が始まる以前から行なわれてきたという意味と同時に，長じて意識的になった

後にも，意識にまではのぼらない段階から準備緊張とか動作への姿勢や構えなどのように，有意的だが意識下での努力が生活のお膳立てを整える。この下ごしらえのうえに始まる意識努力は目指す一つの山場の役割を果たして終わるが，その後までも意識下努力は引き続き次の山場の意識努力を支えたり妨げたりしながら続いていく。その道中で意識にのぼるかのぼらないかのすれすれのレベルでの有意努力は，途中で意識にのぼることもあればのぼらないまま進行することもある。こうして意識努力と意識下努力を分けることによって，独自の意識性を持つ主体の有意活動の仕方一般をより適切に表現・記述する道が開けるものと期待できるであろう。

B. 動作で分かる意識下努力

意識下的といっても，その努力は，ことばのばあい，語られたことばの内容や語り口，それまでや現在の状況から間接的に割り出すほかないので，聴く人の主観に左右されやすく，資料としての公共性に欠ける恨みがある。それに対して，動作では，主体の努力の状況はそのまま緊張や動き，姿勢や態度などとして直接的に表われるから，それをそのまま把握すればよい。といっても，実はそうした身体運動の状況をどのようにして捉えるかは，なかなか容易でない。緊張といっても，外見的に眼で見えるほどの場合もないわけではないが，ふつうの人の場合，それほど顕著には表われないので，よほど熟練した人でも，なかなか難しい。だが，相手の身体に軽くでも触れていれば，手に取るようにどころか，まさに直接その手がセンサーになって，かなり微妙なところまで捉えやすくなる。もしもその動作のプロセスをいくらかでも他動的に援助していれば，さらにその動きはしっかり捉えられる。もっとも客観的とされるのは筋電図そのほかの生体電気によることになるが，測定が動き全体のなかのごく部分的ないし局所的な緊張や動きだけを示すので，それだけではひとまとまりの複雑微妙なパターンとして把握するには現在のところあまり役立っていない。しかも，心理治療のためには，そうして捉えられた身体運動を主体の努力ないし動作として翻訳し直さねばならないが，現在のところ，そこには推測や立場による違いがあって，まだその辺の共通理解は必ずしも充分でない。

C．意識化よりも意識下のまま

　意識と意識下に関わる努力や動作の問題のひとつは，精神分析以来伝統的に必須条件と信じられてきた治療における意識化のそれである。肢体不自由のための動作訓練でも，はじめのうちは，妨害的に働く随伴運動などは，それが当人自身の意識下的な努力によることを気づかせ，意識的なコントロールができるようにすることが治療の必須条件だと考えていた。実際にそうすることで顕著な効果も挙げることができた。だが，そのうち分かってきたのは，そんなに意識化しようとしてもなかなか難しい動きで，訓練の最中に，なかなかとれなかった緊張が瞬間的にフッと抜けたり，坐位で背筋にガチッとしたタテ真っ直ぐの軸が通ったり，膝立ちでスッと腰が入ったり，立位でグッと踏み締めたり，立位でのバランスの取り方の練習で，ハッと足裏の踏み付けができたりすると，その後は特に意識化ということをしないままなのに，それまでできなかった動きが嘘のようにできるようになることが少なくない。ハッとかグッときたとき，こちらが何もしないでも，自ずと身に付いていくものだが，その瞬間，「ソウダヨ！」とか「ソコ・ソコ！」「イイヨ！」「ウン・ソコヨ！」などと声を掛けると，なおうまく身に付きやすい。同時に，支えや補助の手でグッと適度に圧さえたり，押したり，弛めたり，あるいは引っ張ったりして相手のからだにサインを送れればさらにうまくいきやすい。そうした瞬間をうまく作れるか否かは援助者の腕前によるところだが，たとえそんな劇的な瞬間のない場合でも，補助や介助で適切な動きの経験をしているうちに，特に意識にのぼったというわけでもないのに，意識下努力のまま，目指す動作ができるようになってくるということは少なくない。また，障害が重度だったり，知的障害が重複するためことばのない子や，自閉的でことばの通じない子でも，動作だけの練習や努力で随伴運動を制御できたり，坐位や膝立ち，立位やバランス取りなど，目指す動きができるようになっていくものである。これらはすべて，いわば前意識的なままでの適切な努力の仕方を身に付けていくための援助がきわめて重要なことを物語っている。こうしたことを，ことばで説明・納得させようとするのはまったく無駄だし，また，その瞬間の事情を意識化させようと

しても，まず不可能であろう．

D．意識下動作でよくなる

　こうした現象は障害児・者に限られず，ふつうの子ども・成人・高齢者を問わず変わらない．ことに動作による心理治療ではごくごく当たり前のこと，というよりもむしろそれが必要という方が当たっている．後に述べるように，ある動きとジックリ取り組んでいるとき，ピクピクと瞬間的な緊張が走ったり，動きが重くなり，あるいは補助の手に抵抗するような力が出たり，さらには動くはずのところが突然動かなくなったりすることがある．そんなときは気持ちが不安定になったり，怖くなったり，嫌な感じが出たり，何か気になることがこころに浮かんだり，ある場面のイメージが出たりすることが多い．そこで，その気持ちやイメージを取り上げて，それの意味を考えたり，解釈や理解，洞察に進もうなどというのが，わが国のこの業界の常套手段だが，ここでそれをやったのではセッションを何十回，百何十回と重ねて，しかも，どうなったのか曖昧なままというようなことになりやすかった．そこで，こうしたことば面接は取らないことにして，唐突に表われる動きの変化に対応することにしたところ，そのような動作が自己処理され，あるいはもっと違った動作のやり方を彼自身が選択して，それをさらに次々と自己処理しながら，動作の仕方，身のこなし，姿勢や態度などが変化するにつれて，主訴が解消し，日常生活が安定して，短期間に治癒に至るという例が多くなってきた．面白いのは，そうした動作や努力の仕方が変わってスムーズとなり，安定してくるに連れて，さまざまに持っていた自分の悩みや不満，苦しみや困難を，後になっていわば回想的に語ったり，自分で納得したりすることである．すなわち，そうした悩みを語ったり理解することでよくなっていくという従来の考え方とは違って，動作を通して生き方が変わったので，自分のかつて悩んだことや苦しみを語ることができるようになったということもある．もちろん主訴がなくなり，生活が安定すれば，なにも過去のそうした悩みや苦労をそれ以上に語らなければならないわけでないので，治療はそこで終結．それ以上は，治療者の趣味か余計なお節介のみである．

E．意識化よりも意識下化

　さらに付け加えたいのは，治療の過程で意識的な努力の仕方がだんだんはっきりして，動作も注意さえしていればそのコントロールも確実になったし，合わせて主訴についても一応気持ちのうえで納得・安定してきたとすれば，そこでめでたしめでたしということになるのが従来の考え方だが，私たちの経験ではそうした意識化よりももっと重要なことは，そうした努力や動作の仕方が特別のものでなく，日常生活のなかへ自然に溶け込んで，しごく当たり前のものになっていくことだということが分かってきた。ここで重視しているのは，意識下的な活動を意識化することよりも，意識下は意識下のままの動作努力を進めることと，併せて，意識的な努力や動作はむしろ意識下化，すなわち日常化ないし平常化であり，いわば無為自然とか"あるがまま"に努力し，動作できるようになることである。

5．動　作　法

　肢体不自由児・者のための動作訓練や心理療法，健康法，高齢者動作法，そのほか，さまざまな分野で，その心理臨床のために動作が重要な役割を果たすことを述べた。そうした目的のために用いられる技法が動作法である。人がある動作をしようとするとき，その動作はすでに図1にも示したように図2のAで表わされる。それは生活上の必要から当人がしたい・動きたいと自分で望み，そうすることを意図し，自らそれを実現しようと努力する場合の話である。すなわち発意することも，実現のために努力するのも，当人自身のすることである。それに対して，動作法ではそれぞれの目的のため，他者ないし援助者が動作者である相手に，課題としてある動作をすることを要請する。それを動作課題という。クライエントがそれを拒否もせず抵抗もせず，積極的に受け容れて，やる気になった場合は図2のBのような図式になる。いくら課題を出しても，クライエントがそれを受け容れず，やる気にもならなければ，当人の

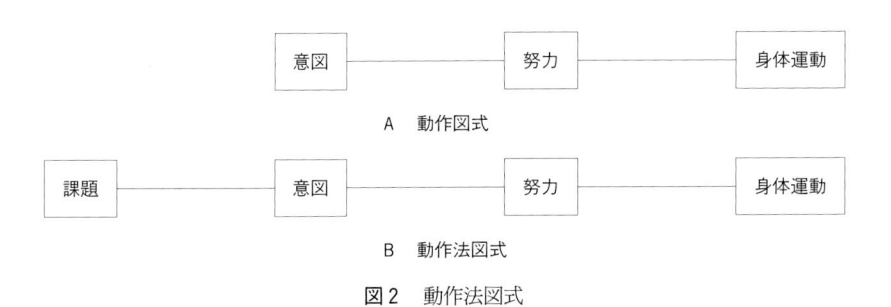

```
         ┌────┐    ┌────┐    ┌──────┐
         │意図│────│努力│────│身体運動│
         └────┘    └────┘    └──────┘
              A　動作図式

┌────┐   ┌────┐    ┌────┐    ┌──────┐
│課題│───│意図│────│努力│────│身体運動│
└────┘   └────┘    └────┘    └──────┘
              B　動作法図式
          図2　動作法図式
```

意図にさえならないのだから，動作という活動のプロセスは生じない。

　クライエントがやる気になったとすれば，その課題はそのまま当人の意図となるから，その後は課題を意図として実現しようと努力することになる。こうなったとき，それを援助者の側からみれば，この意図実現の努力は課題努力ということになる。その努力が適切に進めば課題通りの身体運動が実現する。適切でないか，誤り，不能なら，課題は実現しない。身体運動は目指したものとは食い違ったり，誤り運動となり，あるいは全く運動にならないかもしれない。だが，たとえ意図通りには実現しなくても，課題の実現を目指して主体はそれなりの努力をしたのだから，心理活動としての動作は行なわれたことになる。ただ，課題通りにならなかった以上，課題が実現したとはいえない。誤り動作とか不全動作などといい，まったくできなければ不能動作となる。

　動作法は，その目的によって実験動作法（成瀬，1999）と臨床動作法（成瀬，1995）とに分けられる。実験動作法では，意図がどのような動作過程によって実現されるかを，課題という条件の下で実験的に研究するものだから，動作過程を援助するなどの介入をしないのがふつうである。それに対して臨床動作法では，動作がどれほどできるか，どんなふうに努力するかなどを調べるテストとして以外は，その過程に介入して何らかの援助をするのが主要な仕事になる。したがって動作法では被験者なりクライエントなりに，その目的に応じた課題を作成なり選択なりする過程までは両者に変りがない。実験ではその後，ただ相手の努力とそれによって生じる身体運動の関係を見るだけだが，臨床では，それからが本番ということになる。しかもそこでは，同じ課題でも，援助の仕方によって，その動作の状況も，あるいはその過程で起こるさま

ざまな体験も，さらには臨床目的の達成や効果などが，まるで違ったものになる。したがって，臨床動作法では，課題ももちろん重要だが，もっとはるかに重視されるのは，治療者がどのように対応し，いかに援助し，それに伴ってどのような努力，体験が得られ，それがどんな経緯で臨床効果をもたらしたのかなどということが問題になる。

III

心理治療における体験

1. 体　　験

A. 体験は"感じ"

　人があることをしようと意図し，それを実現しようと努力している過程のすべては，当人にとって，この場のこの瞬間，自分が今こうしているということを直に感じとっているのがふつうである。"いま，ここで，直に感じている"という認知活動そのものを"体験する"といい，それにはさまざまな体験の仕方ないし様式がある。また，そのとき彼に感じられている内容ないし対象を体験ないし体験されたものという。ここで"感じ"としたのは，はっきりと意識にのぼっているものはもちろん，意識というまでにはなっていないが，しかし彼には，いうにいわれないある感じ，として分かっているというか気づかれているというようなもの，すなわち意識下的なものをも含めての謂いである。したがって知覚から感覚のような感性に頼るものから推理・想像・思考・知識などの認知過程や喜・怒・哀・楽のような感情過程，本書で扱う動作，意図，努力などはもちろん，そのほか，主体のあらゆる有意活動について，それらを感じているという点で，いずれもが体験の仕方に関わり，その中身が内容になる。ことばによる従来の心理治療では，ことばの持つ意味すなわち内容を重視してきたが，動作による場合はどんな意図や動きをするかという内容は当然だが，もっと重要なのはどんな努力の仕方をするか，できるかである。まっ

たく同じ内容でも，その仕方によって，治療的な重要度に著しい違いができるからである。

B．動作体験

　動作をする場合，二つの異なる体験を区別すると話が分かりやすい。一つは目指す動作をすることに直接関連する動作体験。ほかは動作することそのものの体験でなく，それに伴って起きるさまざまな体験で，それを"伴う体験"という。まず動作体験についていえば，ある動作をしようとして生じる意図は，それを実現しようとする努力と同様，主体にはそれが体験されて分かっているはずである。もしも分かっていなければ，主体は何もする気がないのだから，動作という努力過程も，もちろん身体運動も共に起こらない。そのときの動作体験には，その動作をしようという"やる気"ないし，やろうという意志が込められている。だからこそ有意活動だし，意識にのぼろうとのぼるまいと，それを"しよう"・"したい"という気持ちがあって，それに支えられているからこそ，意図も生じれば，努力も進行するのである。動作の背後にあってその進行を支える，いわば主体の持つポテンシャルであると同時に，動作過程のプロモーター，オペレーター，さらにはモニターなどの役割を一手に担うものが主体の動作体験である。

　さて今から動きを始めよう，それにはまず余計な緊張を弛めましょう，さあ頑張って，ここの無駄な力を抜きながら必要な力をしっかり入れよう，自分のからだのこの部位を動かせばいい，からだのどこをどう動かせばいいかよく分からない，動かしている実感がある，自分の今の努力の仕方は意図の実現に役立っているぞ，意図通りの動きになっているな，動いているからだの感じがよく分からない，動いている自分のからだの感じはしっかり分かっている，努力の結果生じている動きはまさしく意図に沿っている，今の努力をこのまま進めていけば目指す動きは実現しそうだ，この動きは意図とは食い違ってしまった，意図通りのものにするにはここでこう修正すればよい，もう少し力を抜かないと動きが分かりにくい，もっと力を入れないと目指す動きにならない，などなど，動作の進行における瞬間瞬間に，主体はその過程をそれなりに体験し

ながら，刻々の変化に懈怠(けたい)なく対応しているものである。ときには意識化することによって，よりうまくできることもあれば，意識下化しながらの方がスムーズにできやすいこともある。主体における動作体験の仕方が動作の難・易や出来・不出来を分け，あるいは偏りや不自由をさえも生み出すかもしれない。

C．伴う体験

こうした動作体験と同時に主体は，動作するという目的達成的な体験とは違うさまざまな感じや気持ちを体験しているものである。目指す動作をするときには，さきに，自体を動かそう・動こうというポテンシャルが高まることを述べたが，この高まりはただ単にその動作のためだけに限られず，それ以外のさまざまな動作にも，その場の雰囲気にも，人間関係に対しても，さらには生活場面全体にも能動的・積極的な"主発活動"の体験として敷衍(ふえん)されていく。また，ある動作を目指して自体へ働き掛けるのに必要な力を入れるためには，余計な緊張や妨害的な動き，すなわち随伴緊張や随伴運動をしないようにリラックスすることが必要である。こうした動きのためのリラックスだけでも，気持ちは落ち着くが，このリラックスする努力は必要な程度を越えてさらに弛めを深め，範囲を拡げて順に全身に及んでいくし，気持ちそのものもいっそう"リラックス体験"を深める。またある動きをするときには，自体をリラックスさせながら，自体の目指す部位をお目当てのように動かすのだから，動かすべき身体部位が分かって，自らそれを対象として操作しなければならない。そのためには自分のからだのどの部位をいかに動かすかが分からなければならないが，それにはその部位だけでなく，自分のからだ全体の感じが分かっていて，始めて目的の部位を"図形"として動かしながら，同時に"素地"の部位を動かさないように制御しなければならない。こうして自体の部位や全体のマップができており，必要に応じて素地にしたり図形にしたり，力を入れたり抜いたりできなければならない。それには自分のからだのあちこちが自由に分化したり制御できるほど実感をもって体験できていなければならないはずである。こうした自体の感じを"自体感"といい，それが曖昧だと気持ちも不安定だし，

それが実感としてしっかりしているほど落ち着き・安定していられる。

また目指す動きをしながら、自分がまさに動かしているからだがいま此処に確かに実在しているという"現存在感"や、このからだが現実に動かし、動いているという確信としての"現実感"、さらにはそのからだを動かしているのはオレ自身だという"自己存在感"や"自己活動感"、あるいは立位で自体をタテに踏み締めたり足裏を踏み付けたりして、自体と自分が重力や大地とのなかで自体のバランスを取りながら、物理的世界や地球のなかに自分が存在しているなどという体験を改めて実感すると同時に、落ち着いた"安心感"をジックリと味わうことになる。また後に述べるように、そうした動作過程のなかで不当な緊張や動きの停滞などが起きるときなどには"不安感"や"焦燥感""恐怖感""自己喪失感"などのようないわばマイナスの体験が現れることもあって、それ自体が治療上重要な役割を担うことがある。それと関連するが、動作過程のさなかに思いがけないような形でイメージ、イマジネーション、過去の想い出、あるいは何と関連するのか特定できないようなイメージや感情・情動、そのほかの感じなども出現して、伴う体験をいっそう豊富・多彩なものにする。

以上から分かるように、動作体験は動作訓練で中心になるものだし、伴う体験は心理治療で中心になる体験である。といっても、動作訓練でも伴う体験が重要な役割を果たすし、動作療法においても動作体験を通さずには伴う体験も扱いようがないのだから、両者ともどもに活用していくことになるのはいうまでもない。

2. あらゆる体験は動作とともに経験

A. 動作で体験・からだで体験

外界の環境や事物が目に映っても、それを茶碗とかスプーン、ボール、棒などと認知できるのは、それにさわり、表面の感触に触れ、輪郭や形を確かめ、あるいは手に取って重さを測り、いじって大きさや使い勝手を調べた総合結果

である。そこにあるオモチャ，向こうにあるお菓子を入手するには，自体を基準にしながら，手を伸ばして距離を捉え，左右の方向を弁じ，あるいは上下を識別しなければならない。指折り数えて数を理解し，手で叩いたり身体を揺すったりしながら，勘定することを憶え，手や身体を動かして大きさを比較し，動かしたり持ち上げたりして重さを知る。日常生活におけるあらゆる基礎的認知や理解・判断などの心理的活動は動作を通じ，動作とともに経験・形成され，それがそのまま生活体験となる。だから，生活上の具体的な認知や知識などは，単なる知的な知る・分かるというだけでなく，その際のからだの緊張や動きの感じとかそのためのからだを動かす努力の感じなどと一体的に経験している。そうした動作体験と一体的にものを認知する場合，その認知は実感的な体験ないし実感を伴う体験となる。

　ある程度まで年齢と経験を重ね，日常生活において具体的なものの理解や操作が進んだ段階以後なら，動作なしでも体験できなくはない。真・善・美とか抽象的なことばや概念などは全くからだを動かさずにでも理解できなくはないが，まだそこまで経験が豊かでないと，抽象的なものは，たとえことばとしては受け取っても，それは念仏と変わらず，内容は空虚で実感の伴わないものにならざるを得ない。動作を通した実感的な把握，体験的な理解ができていないからである。

B．体験と動作と

　実際にはからだを動かさないようにしていながら，歩くとか走る，体操をするとか握手する，腕立て懸垂なり背負い投げをする，などのような動きを"しようと思い"，あるいはそうするイメージを描くだけのときでも，筋電図を撮ると，現実に身体を動かすときと似たパターンの筋電位変化が表われる。同じように気持ちのうえである拘りや悩み，焦りなどがあると，それに対応した緊張が筋電図を始め，電気皮膚反射や指尖脈波とか脳波などの生体電気現象としても現れやすい。そうした不安や怖れ，囚われなどの体験やその習慣化・慢性化は，そのまま動きの傾向として動作系に留まり，その後の動作を不当に偏らせる。あることについての体験ないしその再生が，からだの緊張や動きととも

に活動する証拠である。

C．動作はこころの憂さの捨て所

　何か嫌なことがあると，あたかもそれを振り払うかのように，頭を動かしたり手足を動かす。悩み事があってもひとっ走りしたら気持ちが落ち着く。ストレス解消のためのダンスやエアロビクスが流行っている。こころの憂さを大声で吹き飛ばそうという絶叫大会などはその代表格。さまざまなボディーワークもその狙いは大ていみんな似たようなものである。気功や太極拳なども同様であれば，調身・調息・調心などという坐禅から静座などの坐法や呼吸法などもこれに属するといってよい。こうしてからだを動かしたり，緊張する，リラックスするなどの動作をすることで不安や不安定な気持ち，悩みや恐怖を軽減したり安定させたりできることは，生活の知恵として一般的によく知られ，民間でも従来から広く行なわれている。

　また，猫背で落ち着きのなかった子で，その姿勢が変わって真っ直ぐになったら落ち着きが出てきて，やる気になり，勉強も進んで成績が上がったとか，内気で引き込み思案，人前で話ができないある若者は，側彎がひどくて寝入りばなには凹形になっている側の腰が痛くて眠れなかったので，姿勢を正す練習をじっくりやったお陰で，その姿勢がしっかりしてタテの力が入り，肩や腰など，躯幹部が柔らかくなるに連れて，腰の痛みが取れただけでなく，人前で話すのが気にならなくなり，気持ちも明るくなってきたなどという例は少なくない。習慣のようになっていたからだの動きや姿勢などの偏りや不当な緊張がなくなったり，あるいは動作の仕方に拘りが消え，自由でスムーズな動きや態度になるに連れて，それまでの不安や悩み，焦りや恐怖など，主体のこころの活動もより自由で，体験の仕方も無理のない，素直で楽なものに変わってくるものである。

　スポーツ選手があがるのは競技場でのことに限られない。すでに数日前からあがって，脚も地に着かなかったが，直前になって落ち着いて試合に臨めたのは自分でリラックスできるようになったからだなどというケースは非常に多い。自信を失ってスランプに陥っていた選手が，自分の主たる競技とは異なる

種類の運動を始めたところ，落ち着いて自信を取り戻したなどというのも，これまで経験したことのない新しい動作のお陰である。こうして，心の安定，気持ちの安心が動作の仕方や力の抜き方・弛め方と直接に関係する例はいくらでもある。

3．心理治療の道具としての動作

A．心理治療

　クライエントが心理治療を求めてやってくるのは，悩みや不安そのほか，日常生活における体験の仕方で困っているため，それを軽減，解消するのに力を貸してもらいたいためである。それに応えて，彼を援助する場は治療セッションである。クライエントはその場でことばによる面接をしたり，自由連想とかイメージをしたり，物語や空想を自作し，人形そのほかのオモチャで遊び，箱庭を用い，あるいは即興劇や家族のロールを取り，決められた行動を学習するなど，さまざまな体験をすることになる。セッションで何をするにせよ，そこで経験する体験が，それまでの困った体験の仕方に影響して，そうでない仕方に変化していきやすいように，援助しようとするのが心理治療である。そんな変化が起きる場合，よくなったとか，治療の効果があったなどという。治療セッションで上述したようなさまざまな方法が用いられるのは，その方法で得られる体験がクライエントの生活体験の仕方をよりよい方向へ変化するのに役立つであろうことが期待されているからである。こうして役立つような体験を治療体験といい，いずれの方法の場合でも，治療セッションでいかに効果的な治療体験が得られるように援助できるかに腐心している。

　それらの援助法の特徴を見ると，もっとも一般的なのはことばによるもので，知的な理解や納得を課題にして，意識的な活動に重点を置くので，意識にのぼらないものは意識化することを技法の中心に据える。たとえことばを用いないようにみえる方法でも，結局，最後の段階ではそれらを言語化することにより，意識化を迫り，知的な理解や納得，あるいは解釈を目指すことが心理治

療の目的と信じているものがほとんどである。自由連想やイメージ，空想などでは意識にのぼらないこころの動きを直接に扱うが，多くはそれをやはり意識にのぼらせることで知的な理解・納得を課題にする。ただ，なかにはそうした意識化を特に重視せず，意識にのぼればのぼったでそのまま，のぼらなければのぼらないまま，いわば意識下レベルの活動にそのまま任せながら，その活動をさらに活性化したり深めたりしようとするものもある。プレイや箱庭，即興劇や家族療法などでも，ほぼ同様で，意識化を重視するものと，意識下活動をそのまま扱うものとがある。行動を扱うものでは，行動そのものが目標通りのものになっていくことを課題にするものと，その行動をすることで，その行動をする主体の体験の仕方が変化するのを目指すものとがある。

B．課題動作法

どの心理治療法にも共通する手続きは，治療セッションにおいてクライエントにそれぞれの方法に則ってある課題を出し，それに対してどんな対応をするかを見ながら次の課題に移り，次々とそれをこなしていくというものである。だから相手の何を見たいのか，何をしてもらいたいのか，いざというときどんなふうにするのか，それをすることで何を身に付けてもらいたいのか，よくなるために彼はどんな体験をすればいいのか，そのために彼はどんなことをどのようにすればよいのかなどなど，それらのことはそこで出される課題と，それに対応するプロセスをどのように援助するのかの仕方にかかっているといってよい。

心理治療法ではクライエントの体験，すなわち気持ちを扱うのだから，とにかく相手の気持ちが分かるような質問をしたり，生育歴やこれまで育ってきた過去についての思いや現在自分がおかれている状況，それをどう捉え，いかに感じているのか，あるいは，セッション場面における現在只今・ここで思っていること，感じていることなどが話題になるような課題を用意する。とにかく気持ちが分からなければ何とも致し方がないからである。もしも援助者が自分はまったく課題は出さないと思っていても，それは援助者の側の立場からのこと。クライエントの側からすれば，まったく何もいわれず，要請もされないま

III 心理治療における体験　29

ま、そのセッションに援助者と同席したままでいるということだから、自由といえば自由だが、それさえもそういわれていないのだから、こんな不自由なことはないのかも知れない。いずれにせよ、援助を求めてやってきた以上、援助者の求めに応じて、できる限りのことはしなければならないからである。その意味で、カウンセリング、ことに非指示的方法ではクライエント中心だから指示をしないということになっているが、席に着いたら、いきなり「どうぞ！」といわれたら、それに対応しなければならないクライエントは戸惑わざるを得ない。これほどの難問はほかに有り得ないからである。「さあ、始めましょうか！」とか「どうしました？」とだけいわれたら、それに答えるのは当然。それがクライエントへの課題だからである。自由連想法など慣れるまでは大変難しい課題である。「心に浮かぶまま、自由に話してください」といわれて、心に浮かぶものがすぐ自由に出てくるということも大変だが、それをそのままに捉えるのも、さらには、そのままことばにして相手に話すなどということも、いずれも容易な課題ではない。課題の自由度があまりに大きいと、そこで何をどうしたらよいか分からない。反対に課題の種類や内容があまりに限定されていると、援助者の期待に応えられないだけでなく、クライエントの側で答えたくないとか、抵抗・拒否したり、心にもない対応や答えになるか、あるいは関心がずれて咬み合わなくなるかも知れない。

　その点で直接相手の気持ちを聴いたり話題にすることを避け、まったく無関係と思われるような課題に対応する仕方から、間接的に推測・理解しようとするものがある。プレイや箱庭がそれである。それほど間接的ではないが、あまり直接には取り扱わないのがドラマやイメージ、物語りなどの方法である。

　動作療法では動作法で治療を進めるという話し合いで納得できたら、そのまま「肩をこんなふうに動かしてみましょう」とか「腕をこうして上へ挙げていきましょう」という具合に、ある動作をするという課題を出すことから始まる。これが動作課題である。たとえば腕が途中で挙がらなくなったら、そこまでで課題遂行を取りやめるか、そこからいったん降ろして改めて挙げる努力をし直すか、停まったところから、援助者が他動的に補助をしながら、挙げきるところまでもっていくか、その場合でも、自分の努力で挙げていくようにごく軽い補助だけをするのか、他動介助で挙げるのだが、そのとき痛みが出ないよ

うに充分肩関節周りを脱力した状態で援助者にお任せのまま，他動介助で真上まで挙げて行き，そこで「介助の手を離しても自分で挙げたままそれを維持しなさい」「そこからゆっくり自分で降ろして行きましょう」，降ろして一休みしたところで「いま真上まで挙げていたときと同じ要領で，今度は自分独りで挙げてみましょう」というようにするか，などなど，援助の仕方はさまざまで，それによってクライエントの経験する体験もまたさまざまになる（註：この最後の介助法は四十肩・五十肩の治療にきわめて有効な援助法である。その際にもっとも重要なのは，充分徹底的に肩の脱力を確保することである）。

C. なぜ動作か

　心理治療ではクライエントが援助者を信頼して，自分の気持ちをありのままに表現できるような状況が援助者との間に出来上がって来ることが最初の条件である。ところが，ことばによる場合どうしても意識が先立ち，自分を語ることがなかなか容易でない。自己意識やプライド，防衛，反発，敵意なども生まれやすく，またことばだから，本当の気持ちからはズラしたり，逆とはいわないまでも，事実を曲げたり，無縁の話に逃避もしかねない。それに対して，動作の場合，比較的最初から受け容れられやすい。からだの動き程度のものは，自分のこころの本質とは関係ないと思われるからである。それだけに，また，自分の深刻な高次元の気持ちを取り上げもせず，からだの動きのような無関係で低次元のものを扱うのはけしからんと怒る人もあるくらいである。だから，導入の段階ではからだが重いとかだるい，動きが鈍くなった，からだが痛い・凝るなどというところから始めることが多いのもそのためである。いわば見くびって入っていきながら，まもなく，あるいは即座に動作に自分の気持ちまでのめり込んでいくというのも，動作ならではの面白いプロセスである。

　なぜこうなるのかといえば，やはり動作は生まれた直後以来連綿と続いている，主体活動のもっとも基底的な原初形として，からだと直結・一体的な人間有機体の基本活動の原動力を為すところにあると思われる。いわゆる心身医学では自律神経系の不随意筋と関わる生理的存在としての主体であるのに対して，動作は随意筋を通した主体の能動的・心理的な活動の基礎という点で，ク

ライエントの生きる意欲の感じとその表現にもっともよく適合するためであろう。すなわち心的な活動としての体験はそのまま動作と一体・同形をなし，治療を求めるこころの問題・主訴などはそのままからだの不当な緊張や動き，姿勢や体軸の偏り，不調・困難・痛み・虚脱・離人などとして顕れやすい。だから，からだの緊張がどんなに強いか，どこにどのように分布し，いかなる形で習慣化しているか，どれほど慢性化しているか，などを見れば，その人のこころの持ち方，体験の仕方の偏りや問題点をかなり的確に推測できるはずである。

D．動作が変わる・こころが変わる

　両肩を前方へすぼめるようにした円背（猫背）のクライエント。背中を真っ直ぐ伸ばすようにといっても，自分ではまったく動かせない。他動の援助で真っ直ぐにしようとして触ってみると肩から背中に掛けて，全体が猫背のこけし人形のように硬い。こんな躯幹部は中年以上のひとにそれほど珍しくないほど広く見られる。そんな人が自分で背中を弛めたり，動かしたりできるようになって，からだを楽に真っ直ぐに立てられるようになると，それまでの暗い表情が明るくなり，押し殺したような声色が明瞭で大きくなるし，萎縮してこわばっていたからだ全体が自由で活発な動きに変わってくる。同時に，暗くて引っ込み思案，悲観的なものの考え方が，明るく前向きで積極的な気分になり，以前のことを振り返って，「何故あのころはあんなに暗いことしか考えなかったのか，今ではとても考えられない」などというのも少なくない。同じようなことは，すぼめるようにしている両肩の硬さが弛み，両方の肩胛骨をそれぞれに自分で動かせるようになり，特に両肩を外側へ開くような動きができるようになるに連れてそれまでの永年悩まされてきた肩凝りからすっかり解放されたなどというようになると，やはりそれまでの厭な気分，頑(かたく)なな考え方，受け身的な態度，非現実的な発想などというようなものから，自由でこだわりのない，楽で伸び伸びした気持ちで生活できるようになった，などというように変わりやすい。そんな変化が従来のように何十回というような面接でなく，ほとんど十回前後までのセッションで得られるというのも動作法のお陰だが，その間，

援助としてはそうした緊張の強い部位を自分で弛められるようにすることが中心で，加えて，動きが自由になった躯幹部をタテに真っ直ぐ立てる感じが分かるようにするなど，もっぱらからだを弛めたり動かしたり，体軸づくりをすることを中心とし，話題といえば，そのための彼の努力の仕方，感じ方だけで，特に過去の出来事や現在の生活上の苦難などを訊ねたり，それらの説明や解釈などには全く触れることがない。ただし，相手が自分で話したくなったことを拒否するいわれもないので，自然に話題になることは捻りも勘ぐりもせず，そのまま受け取り，話をジックリ聴くのは当然である。

　それだけ聞くと，からだの動きがこころを変えるというように単純に誤解されそうなので，そのへんの経緯をもう少し詳しく述べておこう。そもそも不自然な姿勢や不当な緊張は筋肉やからだという生理的な原因でできているのでなく，主体自身がそんな風な格好や力を入れているのである。そうせざるを得ない，いわば追いつめられた気持ちがあって，しかもそうしてみたら，いかに不自由でも，いかに窮屈でも，彼にとっては，それが結構一種の救いであり，逃げ口として役立ち，それなりに安住できる場になるので，そんな生き方を続けているうち，習い性となったものである。したがって，たとえその形が痛みを呼び，動きを億劫にしているとしても，そんな生き方から訣別することは不安であったり怖くて，なかなか決断できない。そうしようと胆(はら)を決め，自分のからだに注意を向けようとしても，永年放置していた自体へ関心を向けたり，ある部位を注意することそのことが難しいし，したくない。ましてそこを動かしたり，弛めようとしても，それが自分のこれまでの生き様を否定し，放棄することだから，すぐには実行できにくい。どうしてもしぶしぶか徐々にということにならざるを得ない。やっと少し弛み始めても，途中で不安になって抵抗が出たり，元へ戻ってしまったり，別のもっと楽な動きにすり替えたり，怖くてそれ以上には弛められないという壁に突き当たるかも知れない。それがピクピクの緊張や動きのすり替え，ガチッとした停止などとしてからだに顕れる。そんな気持ちに耐えに耐え，あるいは打ち克って，余計な力を抜き，不当な動きを押さえ，姿勢も整え，柔軟な体軸に一応はすることができても，なおも名残は尽きず，新しいやり方に不便を感じるたびに顔を覗かせる古いやり方に誘惑される。馴染みの生き方に惑わされず，新たな生き方に就こうという，よほど

しっかりした努力によらなければ，ここで要領を獲得した新しいやり方・生き方を採り入れることはできない。簡単そうに見える緊張や動きの変化は，実はこうした古き自分への自己否定，自己放棄と新たなものへの受け入れ，取り込み，適応などという当人自身の厳しい試練に耐え抜いた結果，始めて手に入れられた果実である。からだの慢性的な緊張を弛めて楽になり，無駄な動きがなくなって動きが自由になると同時に，たとえ無理を承知でも頑なに生きてきたこころの硬さも解け，無駄で不適切な動きもせずに済むようになる。また，自由でスムーズな動きができるようになるに連れて，窮屈でこだわりの強い物の考え方や感じ方から離れ，場面に適した認知や判断，捉われのない見透しのよいやりかた・行動ができるようになっていくのが普通である。

　今ひとつ，猫背や側彎など姿勢の良くない人や，脚・腰が屈がって踵が浮いているような人の場合，動作法によって，坐位で軀幹部を真っ直ぐに立てて伸ばすとか，膝立ちで腰を入れて膝の上に上腿から軀幹部をしっかり乗せ，腰を入れて踏ん張るとか，立位で股と膝を伸ばして踏み締め，両足で大地を確実に踏み付け，自体をタテにしっかり立てるなどの動作ができるようになるに連れて，姿勢がよくなり，足腰が伸びて安定し，挙措進退がスムーズかつ柔軟になるだけでなく，眼から鱗が落ち，外界世界が違って見えるようになり，気持ちが楽になって，落ち着きができ，内気で引っ込み思案であった人が積極的となり，自分がいまここに生きて存在しているという実感が湧き，自分のからだを確信でき，自分の能力と可能性に関する自信がついて，物事にくよくよしなくなった，などという風に変わってくる人が少なくない。ここでも，それまでの不自由ながら住み慣れた姿勢や身構えを捨て，重力に対応して自分のからだを大地上にしっかり位置づけて立つ，しかもそれには大地の感じ，脚腰で自体を支えて踏み締める，寸刻も懈怠(けたい)できない立位でのバランス取り，自体を歪めないための気配り，外界環境とわが身との関係づけと相互交流，他者・他人との人間関係など，これまで，頭のなかだけで思いながら，自信がなくてついつい逃げたり，無視してきたことに直面し，否応なくそれを実際に試し，現実を直視し，客観的に物事を見ざるを得なくなって，改めて自分自身を見直し，新たな自分になるほかはなかった，というような経験をすることになる。これらの例で見られるように，動作の仕方を変えるためのこうした厳しい苦労・試練が

クライエントの感じ方・考え方・実行・実現の努力など彼の体験の仕方を変えていくのは当然の成り行きといってよい。

E．心理治療における意識体験

　生活体験の治療的な変化のための治療体験には意識的な努力や体験が重要とされているが，実際には，ただそれだけを扱っていてもなかなかうまくいかないものである。順調に治療の進んだケースをみると，そのほとんどで意識にのぼらないような努力や体験が何らかの形で扱われているといってよい。扱われているといっても，自然にそうなったとか，気がついたらそうなっていたというように，クライエントも援助者もともに全く気づかないままに進行したとか，ちょっとした意外な表現・身振り，変化などに援助者が気づいて，それに水を向けたところから展開した，自由連想とか自律訓練や催眠中，あるいはごく自然に表現されてきたなどのように，それらは結果として扱うことになっただけであって，始めから意図的にそうしようとしたものではないのがふつうである。というのは意識にのぼらない心理活動を扱う方法というものが現在ではまだよくは開発されていないからである。むしろ，そうしたものを意図的・計画的に扱うことの重要性について，まだ一般に気づかれていないためでもある。その意識にのぼらない活動というのは，治療者がそう援助したお陰というよりも，そのセッションのなかでクライエントが自分に合ったやり方で，自らよくなろうと努力しながら，自分自身のための治療体験を選び取ったというのが本当のところであろう。

　その点で，プレイとか箱庭，描画，即興劇など，いわゆるノン・バーバルといわれる方法では，かなり意識下的なものが出やすいが，しかし元々が意識的な活動を主としたものだから，どうしても意識下的なものはその過程のなかからリークされたものという，副次的な位置づけにならざるを得ない。もっと直接的に扱おうとするものに，イメージがある。それも意図的・意識的にこころに描いてみるイメージ（image）でなく，自然に出現するとか，自分の気持ちと関わりなく，いわば意外な形で現れるようなイメージ（imagery）とか幻覚的な実体感を持つようなイメージ体験を手段とするもの。これは始めから意識

にのぼることから離れて，意識下活動を比較的直接に扱おうとしているものといってよい。それに類するものには，自律訓練や催眠，そのほかさまざまな形で生起したトランスないし変性意識中に現れるイメージがある。さらに催眠や変性意識中には，イメージだけでなく表情や仕草，挙措・動作・行動などの形で意識下活動が直接表れるはずである。だが，現在のところ，そうした意識下活動を的確にそれとして捉え，理解するような方法も理論も未熟・未発達だから，せっかく宝の山に入っていながら，それを意識化とか言語化などという迂遠・屈折した方法でしか捉え切れていないのが，残念ながら実状である。

　それに対して，動作は意識活動としても表現されると同時に，意識下活動も，ほとんど同じように，その動作過程に表現される。すなわち主体のその時点での気持ちや感じ・感情・意図・努力・認知など，体験のすべては意識・意識下を含めた全体として動作となり，比較的直接的にからだに表われる。それに対して，現在一般に行なわれている理解の方法では，そうした体験のうちの一部分が意識化された体験となり，さらにその一部分が言語化されるので，それを以て援助者とのコミュニケーションをはかろうとする。

F．意識の流動性

　さて，ある動作をしようと努力するとき，主体がそれを意識する場合と意識にはのぼらないが意識下的に努力する場合のあることを述べてきた。それらをひっくるめて意識性として，その程度差のことを考えてみる。意識にのぼるといっても，その意識される程度には時と場合によって，非常に明確に意識される場合もあれば，それよりいくらか明確度を欠くこともあれば，もっと曖昧な場合もある。やっとのことながら当人には一応意識されているという程度のこともある。同様に，動作における意識下的な努力や体験では，意識にのぼらないといっても，そののぼらなさ，すなわち意識下の意識性には広い幅があって，意識されているものとされないものとの境界がはっきりしないような，それでいて，いうにいわれないような形で当人にはいくらか気づかれているようなものから，実際には動きとしてからだに明瞭に表われているのに，しかもそれを他人から指摘されて，当人が特に注意してみても全く意識にのぼらないよ

うな体験の仕方もある。

　こうして，意識・意識下といって二つを区別するのは説明上のことに過ぎず，実際にはきわめて明瞭・確実に意識されるものからだんだん意識性の程度が低くなり，遂には意識と意識下の境界辺りのものになり，さらにそれがもっとはっきりしないものから，より曖昧になり，遂にはいかに注意しても全く分からないまま，それでいて当人自身はそれを有意的に努力していると感じているような場合まで，意識・意識下を含めた広い幅の意識性の程度差を見ることができる。ある人が意識性のどの段階にあるかというのはその時，その場合に彼がいかなる状況にいるのか，そこで何をしているか，どんな気持ちで，どのように対応しようとしているのか，など，その時，その場によって，同じ人でも意識の方にのぼったり，意識下の方に下がったりもするし，気持ちが偏ったり，押さえ付け，余裕ができたり，気分が良かったりなどの条件によって，そのつど，意識性の段階を流動的に変化する。しかもその流動性は全く自由自在の変動をするというより，現実には，その人の生き方やこころの構え，習慣，あるいは頑なさや硬さ、自由・柔軟の度合いなどの習慣的・持続的な傾向によって，当人自身がその変動を限定するという結果に陥っているのが実状である。

G．意識性の幅

　いま現在の努力をはっきり意識しているとか，いないなどというように，流動的な意識性のどの辺りの段階にいるかは時・所・位によってそのつど変動するが，それは誰でもが無制限かつ自由に動けるというわけにはいかない。日常生活では，自分のすることなす事のすべてをしっかり自覚し，責任を持ち，批判力をしっかり持ち，知的・論理的・現実的であることが望ましいとされるから，常に意識性は高い段階にあることをよしとされる。したがって低い意識性の下での非現実・遊び・休息などという活動は避けるべきものとされ，したがってどうしても高い段階に偏りやすい。ところが他方ではイメージや想像・空想などの創造性が重視され，人間らしくロマンを追い，夢想・遊び心を奨励する向きもあり，それに没入しやすい人，信仰や奇跡に酔う人などはむしろ低

い段階に偏りやすい。

　ところが，なかにはその両方の段階をともに体験できる人がある。それも単にその両方の段階だけというのでなく，その中間にあるいずれの段階の意識性でも自由に自分で選んだり往来することができるし，さらにはそれらのいくつかの段階を同時にさえも体験する。たとえば非常に幻想的な非現実の世界で夢想にどっぷりと浸かりながら，しかもそれを醒めた目でしっかり批判的に眺めて，その夢想へ現実的に介入したり，いくらかの方向づけさえもして，さらに積極的にその想像を発展・展開していくというようなことは，発明・発見や創作活動などにおいて多かれ少なかれ，ほとんどの人がやっていることであろう。

　意識性の高い端から意識下の端までのたくさんの段階に亘るというような，それほどではないにしても，意識性のいくつかの段階に亘って高い方から低いものまで，あるいは低い意識から浅い意識下までの間ならかなり自由に選んだり同時体験もできるということなら，大ていの人がやっていることである。そんなふうにカバーできる段階の数を意識性の"幅"とすれば，その幅は人によって広狭さまざまだが，一般に認められるところである。しかも，こころの活性度，心理活動の柔軟度・大きさ，視野の広さ，こころの豊かさ，創造性の高さ，人物の大小，経験の豊富さ・深さ，こころの健康度などがこの意識性の幅と関係するのは当然であろう。坐禅そのほかの宗教的な行や儀礼，あるいは東洋的な修行などは，たとえ特殊な方法によるとはいえ，その幅を拡げるためにかなり有用なものといってよい。ことばはどうしても意識段階の，しかも高い方に偏りやすいが，動作の場合，課題実現のための努力をしたり，相手と対話などしながらという意識段階にもありながら，意識下段階での活動を併せて体験するという点で，意識性の幅はどうしても広くなるし，そのセッションでの経験は生活体験においてもやはりその幅が生きてくることになろう。

IV

動　作　療　法

1．動作療法

A．動作療法

　心理治療法一般についても，動作の心理治療的な役割や意義についても，すでにおおよそ述べてきたので，ここでは改めて動作療法の概説を試みる。動作療法は動作法による心理治療の方法である。クライエントの要請に応えて，治療セッションで治療のための動作課題を作成ないし選択し，その課題を自分の意図として動作の実現に向けて努力するプロセスを治療者が援助する。治療セッションで治療者が実際に手を出すのはただこれだけである。それだけなら単なる動作法をやっているに過ぎない。それが動作療法になる第一の条件は，その動作課題を実現する努力のプロセスにおいて経験するクライエントのさまざまな体験がそのまま治療に必要か，有効ないし有用なものとして役立つ治療体験になることを目指しているということである。それはちょうどクスリと同様，絶対に役立つということが間違いないなら結構だが，必ずしもそうだとまではいい難いから，少なくとも，治療体験になることが高い確率で期待されるものでなければならない。
　今ひとつの条件は，課題の実現に向けて努力するクライエントの動作のプロセスにおいて，彼が自分にとって必要・有効・有用な治療体験を経験・獲得できるように，適切な援助をすることである。先に動作法のところで述べたよう

に，同じ課題でも援助の仕方によって彼が経験する体験はさまざまに異なってくるし，したがってその体験のうち，治療体験として役立つか否かさえも，やはり援助の仕方に懸かっているといってよい。そもそも治療体験というものが，誰にでも共通であれば，マニュアル通りに手続きを進めればいいのだから，心理治療は非常に楽なものになるが，少なくとも現在のところ，なかなかそうはいかない。クライエント個々人によって，それぞれ治療に役立つ体験が同じでない。また，全く同じ課題で同じ手続き，同じ援助の仕方をしても，それによって得られる彼の体験の内容や仕方がそれぞれ独自・個性的なものになるのは当然である。したがって，援助に当たっては，相手が今現在この場でどんなことを感じ，どのような体験をしているのかをいわゆる共感的に把握・理解しながら，必要な援助をしていかなければならない。それも，そのプロセスのすべてに亘って，瞬間瞬間，時々刻々を，寸刻もゆるがせにしないように相手の動作と体験に密着した共感的理解を怠ることができない。

B．動作は手段・目指すは治療体験

それに関連してさらに述べておきたいのは，治療を目指して選ばれた動作課題が一応課題通りに実現すれば，即，治療体験が得られるとするのも，必ずしも当たっていない。その動作ができたら，一義的に治療体験に結びつくという訳ではない。やはりここでも，援助の仕方によって得られる体験の仕方が違ってくるからである。肢体不自由改善のための動作訓練では，もともと思うように動作ができない人のためのものだから，課題通りの動作ができるようになることを直接の目的とする。その際にも努力過程での体験は重要だが，それは動作ができるようになるために必要な体験が中心で，それに伴う諸体験はそれを補うためのものとして位置づけられる。それに対して動作療法では，課題の動作ができることそのことは直接の目的でない。課題通りの動作をしようと努力するプロセスのなかで得られるさまざまな体験が，当人にとって必要・有効・有用な治療体験として経験されることが真の狙いである。すなわち課題通りの動作を努力するということは治療のための手段ないし手続きということになる。

C．動作することが治療体験をもたらす

　動作療法を求めてやってくるのは，もともと肢体不自由などのないはずの人であるにもかかわらず，実際にある動作を課題としてやってみると，思ったほどうまくはできないことにびっくりするのがふつうである。たとえば肩を動かそうというとき，ある人はそうしようとしても，どこにどう力を入れたらよいのかがよく分からない。またある人は少しだけしか動かせず，それ以上に動かしたこともないし，動かす必要もないと強弁するが，なお動かそうとすると，痛くて動かせないことが分かって驚く。いくらか動かせるが，自分で動かしている感覚が全く分からない人も少なくない。そんな人は動かす感じが出てくるに連れて，だんだん動きがよくなってくる。肩凝りのひどい人などでは，ちょっとでも動かそうとすると痛くて堪らず，それだけであきらめてしまうことになりやすい。四十肩・五十肩の人でも同じように，痛くて肩の動かせない場合が少なくない。

　何らの障害もなく生まれた人の場合，からだは本来，筋・骨格系の可動域一杯までは動きうるものと思われる。それが気持ちの持ち方や，体験の仕方の故に，成長の過程でだんだん変化して，ところどころが緊張したり，動きが偏り，姿勢にまで影響し，それらが習慣化し，あるいは慢性化して，その人特有の動きの型ができ上がってくる。周りから見ればそんな人は不自由ではないかと思うのだが，ご当人はそれが当たり前と思い，いくらかの不自由は当たり前と思って我慢している。ふだんは何とかそれに触れないようにしているので分からないが，こうした課題を出してみると自分のおかしさに直面せざるを得ない。思いがけない動作の難しさに直面して得られる自体への注意，緊張を偏らせている自分の気持ちの持ち方，緊張させている自分の気持ちを変えてリラックスできるようにするための努力，頑なな構えを変えてからだを動かす新たな工夫など，動きに関わる動作体験そのものも，治療体験として役立つことが少なくない。しかも，そうした注意や気持ちの持ち方，自分の変わった状況などが，意識するというよりもむしろ意識にのぼらない意識下のままで行なわれるのが特徴といえる。それゆえ，そんなことが進行していたということはその時

点では明らかでなく，主訴がかなり軽減，解消した後になって，回想的ないし実は薄々気づいていたことだが，などとして語られることが多い。そこで肩の余計な力が抜けるようになり，あるいは姿勢の偏りや左右差がなくなったりすれば，自分がすっかり変わって安定したとか，落ち着いた，気分が良くなった，からだが楽になったなどというのがふつうだが，なかには，すでに治療目的の主訴はなくなっているのに，しばらくの間，からだの力が抜けて不安だとか，からだが変に歪んでしまった，左右が混同したり，疲れるようになった，などといって，却って不安定になる場合もある。そんな人でも，新しい自分の型が定着するに連れて，人が変わったなどと他人からいわれたり，自分の気持ちがすごく変わったと気づくことにもなる。

2．動作なら安気(あんき)

A．動作だと取り組むのが安心

　深刻に悩んでいるクライエントに，いきなり動作法を提案すると，怒りだす人とホッとする人とに分かれる。いずれもともに，心理治療はことばによるものと決めてかかっているので，動作と聞いて，その意外性に対する反応の違いである。怒りだす人は，この自分の悩みはことばにも言い尽くせないほどに深刻なものだから，当然，ことばによって充分に意を尽くさなければならないというのに，それを動作というような，悩みとはおよそ無縁のものを取り上げて，それで治療しようなどというのは，問題が全く分かっていないか，自分をよほど軽く扱っているに違いない，人をバカにするのもほどほどにしてもらいたい，などというのがふつうである。ホッとする人は，深刻な悩みをことばで逐一話さなければならないと思うと，面接そのものが億劫で，気が重かったのに，からだを動かすだけでよいということなら，こんな楽なことはない，というわけである。ことばによる面接に対して，動作だとからだを動かすだけの，体操や按摩みたいなものに過ぎないので，自分の考えの深いところや微妙で複雑な気持ちとは関係がなく，人格の本質や核心に迫られることもないので，安

心して素直な気持ちで課題通りの動作をすることができやすい。この安心感，安気にやれるという気楽さが，動作療法のきわめて大きな利点である。

B．気楽にのめり込める

　さて，実際に動作を始めてみると，結構その後で，リラックスできて身もこころも軽くなった，眼から鱗が落ちた，気分が楽になったなど，この方法に積極的になり始める。リラックスするのが上手になるに連れて，それまで重かったり，動かなかったり，無感覚だったり，あるいは動かすと痛かったりしたところが変化して，からだの感覚が蘇り，自分のからだを取り戻し，痛みがなくなった，などと体験する。また手足やからだが動きやすくなるに連れて，からだが軽くなって楽に動くようになり，身もこころも自由になった，からだを動かすときの緊張から解放されて，力を抜きながら動かす力を入れていくというような微妙な感じが分かるようになった，課題通りのパターンになっているかどうかを確かめながら自体を動かしていく調整の感じ，動かしていく方向や力の入れ方，ともすれば入ってしまう余計な力をコントロールする感じ，などがはっきりしてくるにつれて，自分のやろうとし，やっていることがこれまでの自分とは違って，新しくなったとか，今までとは違う自分のやり方に満足したり，からだと折り合いがついた感じなど，だんだん動作法に引き込まれ始める。さらに心身の緊張や弛緩，体軸を柔軟にしていく活動の感じや，動かし動く自体の生きている実感，からだが自分の思い通りになる，からだが楽に動き，自由になると同時に自分の気持ちも自由で柔軟になってきたなどということに気づくに連れて，この方法にのめり込み，ドップリと浸かり込んでいくことの方が多い。面白いのは，動作法をバカにして，始めに機嫌を損じたり，批判的で，怒ったりしたひとが素直にのめり込んでいくのも，始めはやさしすぎるとか，本質に迫るわけでもないと軽く考え，いわば軽蔑気味だったような人も，いずれも，動作をやっているうち，ふだんの意識生活では当然に見られるいわゆるプライドや気構え，抵抗や防衛，自己表現への怖れや逃げなどという気持ちに関わったり煩わされたりすることがほとんどどなく，すんなりとやる気が出て，本気になり，引き込まれるようにのめり込んでいくというのが，お

決まりのコースとなりやすいことである。

3. 意識下的能動活動

A. 意識下的能動活動

　動作は，意図を実現しようとする主体の努力の過程であった。しかも，からだを動かすということは，ただ単なる物理的・生理的な身体運動というものでなく，それによって主体がこの世で生き抜くための活動であり，それ抜きではまずほとんどあらゆる生活が成り立たないといってもよいほど，人間生活の基盤を為すものである。それも外界からの刺激や環境条件によって規定されるような，機械的反応や受動的な存在でなく，周囲の状況に対して積極的に働きかけようとする有意的・能動的・目的的な主体の努力活動である。しかもそれは，すでに述べたように，意識的な努力をももちろん含みながら，その大部分は意識にこそのぼらないがそれでいて意図的・合目的的な意識下的な活動である。

　動作過程において最初に生じてくる意図そのものが，すでに意識的に明確というのがむしろ特殊な場合であって，大ていは意識下的といってよい。またその実現を目指す努力は，これまた意識にのぼる場合を数えてみれば，それ以外がすべて意識下的に行なわれる。意識努力の部分は同じく意識的努力で主体の意識的なコントロールの許に置くことができるが，意識にのぼらない努力は，それを主体の意識努力で制御したり操作するのは難しい。意識性の次元が違うからである。それでは，意識にのぼらないものは主体がどうにもならないかといえば，そうではない。動作という意識下努力は主体の意識下レベルの努力で強めたり弱めたり，そのまま進めたり，変化・変更することもできる。というのは，それらがいずれも主体の制御下にあるものだからである。ただ主体にとって，意識生活が優位なふつうの主体にとっては，意識努力ならほぼ思うようにできるとしても，意識下努力は必ずしも容易でないだけのことである。それでもふつうの人なら，生活に必要な動作の大半について意識下努力をしてい

るものといってよい。だが，ふだんならでき難いような意識にのぼらない努力でも，その気になって少し意識下努力の要領を身に付ければ，必ずしもできないわけではない。動作法はそのためのやり方を体験できるようにするための方法といってよい。

　たとえば，日頃の意識生活ではなかなか素直に表現できないような，攻撃性とか敵意，甘えや退行性など，いわゆる無意識的欲求や本能傾向のようなものは，動作のなかでかなり自由に，しかも早くから現れやすい。からだを動かす途中で補助する手に抵抗したり，嫌がらせを試み，援助者を怒らせようと挑発を企て，動きを停止したり，課題のコースやパターンをわざと外しもすれば，課題遂行を無視しようとしたり，動きの力を抜いたり入れたり，早めたり遅らせたり，コースをずらせたり，ふざけたり，動作とは無関係な話題で話しかけ，関心をほかに逸らそうとし，あるいは勝手に遊んでセッションから逃げ出そうとさえもする。補助者を叩いたり，抓ったり，引っ掻いたり，嚙みついたり，強い力で補助の手を撥ね除け，押し倒そうとしたり，大声で叫び，あるいは急に暴れ出したりもする。ふだんならそんな行動はとても執れそうにないおとなしい子どもや成人が，いわば自分の意志から外れて憑かれたように突発的に動作することもある。後になって，なぜあんなことをしたのかよく分からないが，とにかく急にそうしたくなって，考える前にそうしていたなどと述懐することもある。ここでもほかの治療法と違うのは，なぜそうしたのかを追求したり勘ぐったりしないこと。彼があまり意識レベルでないところでそうしたかっただけのことだから，その理由がどうであるかよりも，その後に彼がどうなっていくかをしっかり見守ることの方がはるかに重要だからである。

　こんな例を挙げると，ほかの治療法と同様，クライエント・治療者間の人間関係がここでももっとも重要と理解されるかも知れない。重要であるのは違いないが，もっとも重要と考えているわけではない。クライエントと治療者がそこで治療的な関わりを持つのだから，そこにいわゆる治療的な人間関係の体験が生まれるのは当たり前で，それが治療体験に影響するのも当然だが，動作療法の場合にもっと重要なのは，クライエントが課題の動作をしていくプロセスにおいて経験するさまざまな体験である。自体を動かすための努力の感じ，動いていく自分のからだの感じ，それを監理している自分自身の活動の体験，課

題を実現する自分自身についての感じなどの動作体験と，その過程において経験するさまざまな"伴う体験"である．

B．治療体験の自己操作

　治療体験は動作をするプロセスにおけるさまざまな体験，ことに動作をすることに関わる動作体験とその過程のなかにおいて経験するさまざまな伴う体験は，それらすべてが治療的に役立つというわけではない．治療的には何の役にも立たないものもあれば，むしろ有害で，そんな体験をしたため却って不安が増し，悩みが多くなる，気が滅入ってしまうなどというおそれさえも否定しきれない．心理治療を進めるに当たっては，できる限り有効な治療体験が経験できるように援助すると同時に，有害な体験はもちろん，役立たないものも含めてそれらはなるべく経験せずに済むよう配慮することになる．ところが，いかにベテランの治療者といえども，この課題なら必ずそのときの体験は治療体験になりうるというような一義的関係がいつでも分かっているわけではない．むしろその課題の努力過程をいかに援助するかの方が重要だが，それでも，どんな援助ならどんな治療体験になりうるということも，少なくとも現在のところ，必ずしも的確なことまでは言い切れない．そこでいま重要なことは，まず援助をしてみて，そのプロセスのなかで何が起こり，いかなる体験をしているかを推測・理解できることである．

　というのは，動作をする過程における体験が治療体験になるかならないかを決めるのが治療者の出す課題とその援助だけで決まるのではなくて，クライエント自身がそれに一枚加わるからである．しかも動作の場合，それが治療者の働きかけに対して受動的に対応する仕方が一様でないというだけでなく，むしろその働きかけを利用しながら，もっと自分に合うように積極的な対応を試みることができるからである．すなわち図3に示すように，治療者が課題を出すと同時に，動作ができやすくするよう援助的な働きかけをするのに対して，クライエントは課題努力をしながら，動作体験とそれに伴う体験をしながら，それらのなかから自分にとって役立つような体験を自分で選択し，あるいはそれらにいくらか手を加えて，自分自身のために必要・有効・有用な治療体験とし

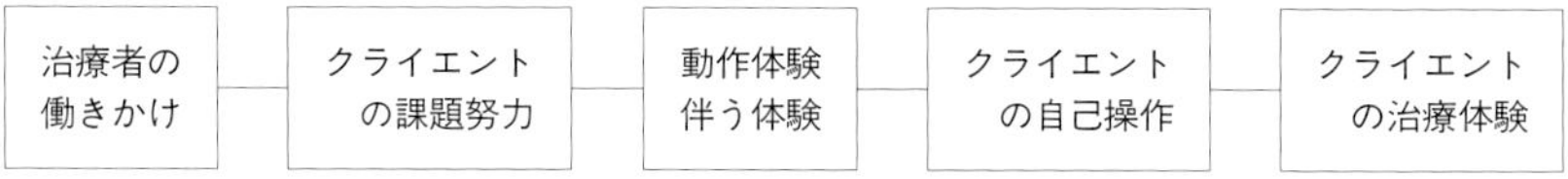

```
治療者の     クライエント    動作体験    クライエント    クライエント
働きかけ  →  の課題努力  →  伴う体験  →  の自己操作  →  の治療体験
```

図3　治療体験の自己操作

て取り込んでいくことになると考えられる。すなわち，図3のような連鎖のなかで，課題動作をしている主役のクライエントは，完全に課題通りの動作実現を努力するだけでなく，それに自分なりの変更を加えながら，その変更した動作に関わる自分なりの体験を自分の治療に役立たせることができるとするのが，動作による心理治療の現象をもっともよく理解できるように思われる。治療者にとってみれば，クライエントが課題通りの動作をしたとしても，それによって得られる体験そのものに接近するのは容易でないというのに，さらに加えて動作体験と伴う体験のなかから，こうした選択したり修正・加工が行なわれるとなれば，その辺りの状況を的確に推測するには，従来のいかなる学派や理論・主義による型通りの理解・解釈から全く離れて，相手のその場・その時の微妙な動作と体験の状況によほど細心の注意を払わなければならない。

　こうした動作を通して得られる体験が，自分にとって必要・有用・有効な治療体験になることをもっとも強く望んでいるのは，クライエント自身に違いない。動作の仕方で，得られる体験の仕方も変わるということなら，より治療的な体験が得られるようにするためには，その体験をもたらす動作の仕方をできる限り自分に役立つ適切なものにしていきたいというのは，クライエントにとって，いわば必死の願いであるに違いない。これが動作による治療体験の自己処理・自己選択という自己操作努力の経緯であって，しかも，この自己操作は動作者自身の主体的・能動的な活動だから，他者である治療者には分かりかねるところだが，それだけでなく，クライエントの意識にとってもまた分かっているとは限らない。こうした選択や修正・加工などはむしろ主体にとって意識にはのぼらない，意識下に特有の努力によるものと思われる。

C. 意識化よりも意識下化

　動作実現努力の過程において，クライエント自身による微妙な変更とそれに

よる体験の変化は，治療者のみならず当人自身の意識にものぼらないまま，しかも主体的・有意的に行なわれる状況は上述の通りである。この主体による自己操作は，自分の問題に悩み，治療を求めている当人にしてみれば，何とか良くなりたいという願いからの努力，すなわち自己治療の試みからのものに違いない。この自己治療努力に発する動作の自己操作，体験への自己介入がときには彼の思惑通り有効な治療体験になることもあれば，却ってマイナスに効果する懼れもなしとしない。一般的にいえば，動作法の初期には治療体験に結びつかない懼れの方が大きいが，慣れるに連れて，治療体験への接近がうまくできやすくなり，そのうち，治療者の援助なしにでも治療体験の得られやすい動作を自らの努力で進めることがある程度できやすくなっていくものである。しかも，こうした自己操作や自己介入は，ふつうの意識努力によるよりもそうでない意識下のそれによる方がより適切にできるように思われる。考えてみれば，ほかの動物でもそうであるように，人間にも自分で自分の問題に迫り処理・解決していくことができるという意味で自己治療の能力が備わっているのは生命体として当然であろう。ただその力が日常生活のなかで低下したり，歪められて，却って悪い方に偏ってしまったため，自分ではどうにもならなくなって治療を求めることになったものといってよい。したがって，そうした自己治療がよりしやすい条件に於いて自己操作・自己介入をしようとすれば，意識努力によるよりもむしろそうでない意識下のそれによる方がやりやすい。そのため，特に意識化ということに捕われず，意識にのぼらないままの自己治療活動が進むような援助が望ましいということになる。もちろん随伴緊張や随伴運動のように，意識にのぼらないためにうまくできないものもあって，それらは意識努力による方がコントロールをしやすい場合もあるので，そのためには特にそれに注意を向ける意識化が必要になる。だが，それとて，何時までも意識化のままでよいわけでなく，意識努力で適切な自己治療的な動作ができるようになった後には，そんな自己操作や自己介入のための動作は，その後さらに意識せずにできるような意識下化のための援助をしていくことになる。

4．生き方を変える

A．治療体験を求めて

　動作療法では，それまでの動作の仕方をクライエントが自分で変えることであり，その過程とその結果によって，それまでの体験の仕方に変化が起きて，それが治療体験になりうることを経験する。この経験によって彼はさらに積極的に自分にとって必要・有効・有用な治療体験を求めて，それができるような動作の仕方に工夫を凝らし，自らを治療しようという努力ができるようになる。しかも，そうした自己治療が効果的にできやすいのは意識努力よりも意識下的なそれによるというところまでをこれまでに述べてきた。

B．動作を変える

　具体的に今，両脚を伸ばして拡げた坐位で上体を真っ直ぐに立てた姿位から前屈して前額を床に着けるという課題を努力する場合を例に取ってみる。充分に柔らかくて，特に辛い思いもせず，すんなりと額が床に着くとか，もっとよく屈がってお臍から胸，顎まで着いて床上に蛙が腹這いになったような格好のできる人の場合，もはやこの課題は彼らにとって治療体験のために役立たない。ほとんど苦労がないからである。効果があるためにはいくばくかの新鮮な感じなり，きつさなり，苦労や辛さ，痛みなどのため，ふだんにはやったことのない工夫や試みをしなければならないような状況に立たされることが条件といってよい。課題は動作努力の目標ではあるが，それができると治療になるというわけではない。うまくできるほど効果が挙がるということでもない。だから，体操のようにリズミカルに動かしたり，反動運動を利用し，あるいは一気に動かしてしまおうというようなやり方は，からだの運動のためならそれでもよいが，動作療法のためにはほとんど役立たない。動かそうとし，動いている自体を感じ，その動きをさらに進めるというような，動作遂行の一瞬一刻ごと

の動かそうとする努力，そのときの自体の動きの感じ，それを推進していく努力・工夫の状況などが当人に感じ取られ，具体的な体験がじっくり経験できることが重要だから，動きは静かにゆっくり進めることである。課題を実現しようとしても，なかなか終着点までは行き着けないので，それなりに苦労をし，努力を重ねるなかで，彼にとって必要・有効・有用な治療体験に巡り会えるということが目的である。

　さて，課題通りに，額を床面に着けようとして上体をゆっくり前屈していくと，具体的にピクピクしたり，抵抗が出たり，痛みを感じたりし始める。そこで背を向けたり，逃げたり，諦めたり，怖がったりせず，しっかりとそのきつさに直面・正対し，きつさを味わい，そこを乗り越える工夫を凝らし，ダメでもいいから自分で試してみるというような努力をすることになる。やっとの思いでそこを乗り越え，さらに進めば，今度はさらに動きが難しくなり，緊張があちこちに出現して，痛みもきつくなり，自分にとってはもはやここまでと限界が感じられ，動かせなくなってしまう。そこをさらに乗り越えるには，その停止点から潔くやめて，元に戻って一休みしてから改めてチャレンジするのもよし，元にまでは戻らないながら，停止点からきつさが消えるところまで戻して再び停止点越えを目指すもよし，あるいは停止点でそのまましばらく待っていると，先ほどの緊張や痛みの質が変化して和らぎ，あるいはそのまま痛みが消えてしまうまで待つこともできるし，停止点での緊張や痛みは，自分が気づかないままながら，自分自身で余計な緊張や抵抗をしているためだから，それを探して自分で弛めたり，楽に動かすことを試してみると，それまでの緊張が無くなり，痛みも消えるので，再びそこを越えていくということもできよう。どのような対応をするかはその人にもよるし，その時点の考えや気分，落ち込みや自信，やる気や人間関係なども関わってこよう。いずれにせよ，日常生活を何事もこだわりなく，スンナリと自由に育ち，伸び伸びと健康でアクティヴ・創造的に生きてきていれば，床面までの上体の前屈などそれほど難しいものではないものだが，その途中に抵抗点や停止点などがいくつもできるということは，それまでの無理な態度，いやな体験，不要なこだわり，我慢の積み重ね，不満や不信，自信喪失等々に対応して，自体に不当な緊張，無駄な動き，偏った姿勢，こわばった体軸などという形でそれらを受け止め，一応のこころ

のバランスなり安定なりを得ようとしてきた当人の生き方を示すものといってよい。こうしてこわばったこころとからだのお陰で行き着いた抵抗点や停止点に直面して、なお課題実現の努力をしようとするならば、それまでの生活で醸成されてきた不要な抵抗，余計な緊張，無駄な動き，こだわりの姿勢，頑なな体軸などに何らかの変化を起こさなければならない。

C．生き方を変える

　いままでは坐位前屈という課題についてみてきたが，どの課題でもほとんど同じような過程を辿って動作が変わっていくものである。たとえば，側臥位で腰から下は動かさず，上側にある肩を後ろへ廻して床面に着けるという課題で，躯幹部位をぐるりと捻っていく躯幹捻りの場合はほとんど全く同じプロセスを辿る。胡坐(あぐら)坐位でも腰掛け位でも，あるいは仰臥位でもいいが，体側に沿って下方へ真っ直ぐに伸ばした腕を真ん前を経由して真上まで挙げていくという腕挙げの課題では，からだのどこも動かさず，ただ肩関節だけを必要な形で回転させるのが趣旨だが，その途中で肩や鎖骨を挙げたり，肘を屈げる・手首を屈げる，拳を握るなどから，頸を傾けたり，腰やお尻を屈げたり・反らせたり，突き出したりもすれば片脚を突っ張ったり，反対側の腕を動かしたりというような随伴運動があちこちに出やすい。それらが出ると，腕挙げそのものは疎かになったり，動かせなくなったりもする。そうでなくても，腕挙げそのものが人によっては容易でない。肩の高さを基準にすれば，それより30‐40度くらい下方傾斜の辺りから上方20‐30度くらいまでのところで屢々(しばしば)ピクピクが出たり痛みを感じ，さらにはその辺のどこかで停止してしまい，もうこれ以上は挙がらないものと決めてしまうこともある。からだの真ん前を通過していくというコースから外れて，どうしても外側に動いてしまいやすく，それを真ん前より却って内側へ抑え込んだりすれば，我知らず悲鳴の上がるほど緊張がひどいことも少なくない。四十肩・五十肩などはその代表だが，そこまではいかないにしても，難所のいくつもある人が少なくない。立位で膝屈げでは，屈げる膝以外にはからだのどこも動かさないのが課題だが，上体が反ったりお尻が突き出し，腰が反り，あるいは踵が挙がって，爪立ちになりやすいし，足

裏の踏みつけや足腰の踏み締めが疎かになり，膝を屈げる角度が「く」の字程度からは倒れそうで，怖くてそれ以上には進めないことが多い。しかしそれらの随伴運動が自分で制御できるようになり，足裏の踏み付けや足腰がしっかり踏ん張れるようになるに連れて，かなり深く屈げても何でもないというように変わる人がふつうである。

いずれにせよ，こうしてすでに偏ったままガッチリとでき上がっている動作の在り方を変えるに当たっては，からだをそのようにさせてしまった元凶である当人の日常の態度，ものの見方・考え方，生活の感じ方・体験の仕方，当人自身についての感じ方，他者への対応の仕方などを自分で変化させていかなければ，変えるべき動作も変わりようがない。そうした動作の在り方と体験の仕方の同形性を一言でいえば，その人の生き方・生き様そのものを示しているといってよい。したがって，動作の在り方や努力の仕方を変えていくということは，それを変えるプロセスのなかで，そのまま自分や周りについての感じ方・体験の仕方を変えていかなければならないということであり，またそれは彼自身の生き方を自ら変えていくということと同じである。動作療法では，そうしたクライエントの生き方そのものを彼自らが変えようと努力するプロセスに密着して共感的に援助していくことが，治療者の役割ということになる。

5．動作療法における治療関係

A．心理療法一般における治療関係

心理治療法においては，クライエント・治療者関係がきわめて重要なものと考えられ，そのための人間関係づくりが心理治療者のもっとも大きな役割とされている。そのための要件として，クライエント中心を心得，とにかく相手を受容し，相手のことをよく聴き，相手と共感することが挙げられる。あるいは，クライエントの感情転移や抵抗が起こることを治療の必須条件とし，その心情の分析を通して，自らの理解や洞察を進めようとする。さらには，相手のこころに深くわがこころを置くことで相手が自ら自己自身になっていくなど，

いずれにしても，クライエントとセラピストの間で治療に必要ないし有効な人間関係ができることによって，クライエントがその関係のなかでさまざまな治療のための活動や体験をすることができるので，いわば治療のための坩堝(るつぼ)のような働きをするものとされている。すなわち治療的な人間関係こそが治療における主役であり，そんな関係こそがクライエントのための癒しの場として欠くべからざる必須条件とされることが一般である。

B．主体が主役

　a）**自己治療**──では動作療法はといえば，自体なる生ける生体という存在と，それを意図通りに動かそうとする動作という活動のなかで，主体が自ら必要・有効・有用治療体験を求めて活動するクライエントの自己治療を援助しようというのだから，ここでの主役はクライエント自身であって，治療者はそのための援助という脇役に過ぎない。動作療法においてその主役が援助をもっとも必要とするのは，クライエントが自らの「我」を捨て，いわば無心の「お任せ」の気持ちにいかにしてなれるか，あるいはそれに近づけるかということである。いかに援助を求めてやってきたからといって，クライエントは始めからこの療法を頭から信じ，いわれる通りにやっていこうなどと思っているわけではないのがふつうである。疑いながら，躊躇(ためら)いながら，それでもなおそれに賭けようという気になり，そのためにはこれまでの自分の在り方を離れ，あるいは捨てたり，忘れたりして，動作という方法とその援助者に自分を任せてみようという気持ちになるほかはない。

　ある動きをしようとするとき，途中で強い緊張に出会い，あるいは痛みが出て動きにくくなったとき，そのほとんどは生理的な条件や病気でそうなっているのでなく，自分自身が作っている筋緊張だから，それを自分で弛めさえすれば，何でもなくスンナリと越えることができるものである。ところが，その緊張は意識にのぼらない彼の意識下的な努力によって作られているものだから，課題動作を遂行しようとする意識的な努力との間に葛藤が起こっていながら，自分ではそれを適切に処理することが難しい。意識努力によって意識下のそれを変えるのが難しいうえに，それが動作としてからだに表現され，しかもそれ

が習慣化したり，さらには慢性化という，いわば身体化したものを変えるということになるので，なおさら容易なことではない。にもかかわらず結局，自体を動かすのは自分以外にはないので，自分自身が動かすほかはないと胆をくくれば，気分・気持ちの場合とは違って，自体を動かすのは，やってみれば意外にやれるものであることも事実である。

　b）**相手にお任せ**——自分で作ったものなのに，それが自分を妨げるというのが，いわば自意識・自尊意識だとすれば，それを変えるほかはない。自分が動かさなければとか，自分が乗り越えなければ，自分で努力・工夫をしなければ等々，すべて自分でやらなければならないという，そんな態度が変わるためには，とにかくそこに治療者が居て，彼がセッションすべてを取り仕切っているのだから，クライエントは相手の提示した課題をやる気になって，おっしゃる通りにやっているのだし，それが難所に差し掛かったのだから，それも出題者の見透しのなかにあることだし，できないのは治療者の課題の出し方・援助の仕方のせいだから，相手のいう通り，相手の助けてくれる通り，相手のするとおりに任せ切って，自分（クライエント）を治療しようと努力してくれている相手（治療者）の気持ちを理解し・共感しながら，その援助努力にわが気持ちを合わせて協力しながら，自分はそのつどつどに相手の援助に従ってただ努力すればいいんだ，というように，すべてを相手にお任せしながら，課題の動きを努力してみるという心構えになるだけで，気持ちも楽になるし，こころに余裕もでき，失敗感や挫折にも苛まれず，落ち着いて動き・動かす努力の状況も分かりやすくなる。それを相手と張り合い，競い合うような形で，出された課題はやり通してみせる，できなければ相手に負けだ，というような気持ちでは，難しさが募るばかりということになりやすい。ここでもことばや理屈・説教の場合と違って，動作ぐらいのことだから，この「相手にお任せ」という気持ちにもなりやすいので，援助者はあれこれ考えるよりもまず動作を「する」ことから入っていく工夫がいる。

　c）**自体にお任せ**——そんな難所を処理するためには何よりも，彼が自らのからだに働きかけてその緊張を弛めながら，所期の動きを実現していくことが必要になる。その働きかけは，それまで意識下的な努力で作っていた緊張を同じく意識下レベルの努力で弛めて・解消することである。と同時に，ともすれ

ば習慣化によって再発しようとする筋緊張を押さえながら，しかも意図通りにそこを越えていくという動作を進めることになる。それを実らせる彼の努力は，そんな緊張を生じさせたこれまでの「我」からも，いま実現しようとしている意識努力からも離れ，自分が努力してやり通すという気持ちを捨て，自らのからだを信じ，自体の緊張の様子をジックリと聴き，動かし・動くからだの状況を改めて感じ直し，自分の動き・動かす努力がからだにどう現れるかの行方をしっかりと見定め，からだの赴くのに任せ切った気持ちで，「力を抜きながら動かす力を入れていく」という，ことばにすればまことに矛盾したような，それでいて実際には少しその気になれば何でもない至極く当たり前の努力ができさえすれば，大ていは難なくそこを乗り越えられることになる。

　d）意識下にお任せ——ところが，そんな気持ちになろうとして直ちにそうなれるわけではない。「我」から離れ，意識的な"動かそう"という努力を捨てるなどということが，そう簡単にはできないからである。高い自意識を持ち，責任ある行動をし，自尊心を掲げ，プライドに生き，すべての行動を自覚的に統合した自己ないし自我に目覚めることを目指して育ってきた人が，そうしたいわば高次の自分から離れ，あるいはそれを捨て去るというのだから，一種の自殺行為であり，低次元への堕落にも感じられかねない。だが，そうした高次元志向のなかで起こった慢性的な緊張や痛みのことであれば，それを捨てない限り，からだの緊張を弛めることはまず難しい。そのためにできることは，それほどに高める努力をしなくても，自分自身はもっと意欲的・能動的だし，責任感もしっかりした人間だし，それほど無理しなくても自由で創造的だし，向上心・自尊心もあるので，そうした意識的なものを捨て去り，意識にはのぼらない自分自身にお任せすれば誤りなく，"なるようになる"という，意識下的な活動への絶対的な信頼による自分へのお任せである。余計な自我や自尊心を捨て去り，なるようになれとして意識下的な自分に対する任せっきりの心構えができれば，習慣的・慢性的な筋緊張もその再発傾向をも自ずから制御できて，その難所を乗り切れることにもなる。

6. ことばの位置づけ

A. ことばは補助役

　動作療法における主たる道具は動作であって，ことばがここでは補助的な役割しか果たさない。一般の心理治療法ではことばを主たる道具とするので，そのときのことばの持つ意味を案じ，その内容や抵抗を分析して，気持ちの動きを理解し，こころの深い奥底のことどもを洞察しようとするが，この動作法では治療セッションの中心にことばを置くということはないし，したがってことばの持つ意味を基にしてそうした理解・洞察のようなことを治療の目的に据えることもない。ならばことばは全く用いないのかといわれれば，決してそんなことはない。

　もちろん始めから終わりまで一言もことばを使わず，動作だけで治療を進めるなどということは実際上できる話でない。挨拶はことばによるし，着席を勧める「どうぞ」はもちろん，動作で進める治療というものを受け容れ，納得してその気になってもらわなければならないが，それらは当然ことばによるほかない。これから始める治療のための課題は，たとえこちらの動作で示すことになるとしても，それでもことばを抜きにして相手に分からせようとするのは無理である。いよいよ課題の動作を開始するとなれば，「さあ」というか「では！」など合図がいるし，動作の進行に伴ってそのつどの体験を話し合い，気づいたこと，感じたこと，そのほかさまざまな体験を話題にしながら，難所に差し掛かり，それを越える努力をしていればそれを共感しながら，ことばによる励ましの声掛けは途絶えることなく続けられる。一応の動作努力が終われば，それなりの声をかけるのも援助の仕事になる。これらはすべて治療者の側からのことばによる援助だが，それに対応してクライエントはそれぞれのところで動作で応えるが，同時にことばでもさまざまに対応する。分からないところは質問するし，課題に対して同意か否かも応えよう。やる気になってもうまくできなければ，どこでどうできないか，できるが難しいのか，からだの感じ

が分からないのか，やり方は分かったのか，途中までいったところで停止したのはなぜか，コースを外れたことは分かっていたのか，それを元に戻そうとしてどんなふうに努力したのか，そのとき何が難しかったのか，動かすのがきつかったり痛かったりしたのは何時・どこでなのか，それを乗り越えるためにどんな工夫を試みたのか，そのとき自分のからだの感じや，抵抗している感じや疑念に気づいたか否か，その抵抗をどうやって処理しようとしたのか，抵抗の力を抜くのにはどんな工夫をしたのか，そのためにどんな心構えの変化を努力したのか，それができた後の気持ちは，もう一度繰り返すに当たっての感じは，等々，相手から自然に語られればそのまま受け取るし，こちらで分かりにくかったところは訊ねればいい。

B．ことばの活用

　セッション体験の経験を扱う心理治療であるからには，彼と治療過程を把握・理解するためにも，あるいはセッション中におけるクライエントのこころの安全を守るためにも，その場におけるクライエントの体験が時々刻々，逐一的確に援助者に分かっていることが望ましい。治療は主として動作課題とその実現努力，およびそれを援助する補助・介助によって進められるが，そのプロセスを動機づけ，勇気づけ，励まし，維持・促進するためにも，またクライエントの体験する過程と状況をこちらで把握・理解すると同時に，より適切な治療体験ができやすいように援助するためにも，ことばがきわめて重要な役割を担う。相手の動作をよくよく観察すれば，身体運動として客観的に捉えられるので，その緊張や動きの微妙な変化，動揺や迷い，抵抗や停止，暴発や「切れた」感じなど動作の進み具合をつぶさに観たり触れたりしていれば，相手の気持ちの状況はおおよそ推測できるが，そのつど相手の体験を訊ねたり，感じたものを訊ね，動作との関連についての説明も聴くことができれば，さらにいっそうその推測を確かなものにすることができる。といっても相手が当人の感じたまま，体験通りのことをそのまま素直に話してくれればそれが大事なことだが，そうでないとか，無理や偽りがあったとしても，それを課題と動きの状況に合わせて勘案すれば，それもまた相手理解のために役立つことになる。だ

が，相手のことばをそのまま受け取るだけで，それ以上に余計な勘ぐりをしたり，こちらの勝手な理解をしたり，あるいは一方的な解釈を相手に押しつけたりなどは一切しない。ここがこの療法のほかと異なる最大の特徴である。

　こうしてクライエントの体験をそのまま表現することばは，クライエントにとって，自分の体験の状況を自らに明確化し，治療体験を得やすくさせ，体験について自らを納得しやすくさせ，動作することと治療への意欲を高め，合わせて治療者への信頼感を高めるのに役立つものとなる。また，治療者にとっては，相手の体験の理解と，それに対する対応の仕方に重要な示唆・手がかりを与えるものとなることはいうまでもない。

7．治 療 者

A．ボディーと主体

　心理治療ではクライエントが主役であることは当然のことだが，動作の場合特に誤解されやすいので改めてここで触れておきたい。というのは，からだを扱うものには理学療法と最近流行のボディー・ワークがあり，いずれも動作療法と混同されやすいからである。両者ともに身体における筋・骨格系と神経系を基礎とする運動生理学に従うといってよい。関節部位における伸筋や屈筋をいかに刺激し，活性化するかが重要なところだから，機械的・物理的に関節運動が起これば，それが生理的刺激となり，血行をよくし，筋活動を盛んにし，骨格を強化するなどが重視されるから，関節運動の起こし手が誰であろうと構わない。当然，主体が動かすのを待つよりも，ずっと手っ取り早い他動的な補助・介助で充分にその役割を果たすからである。ボディー・ワークでは自分で動かしている点で理学療法とは異なるが，しかし生理的な刺激と変化を狙うのだから，どう動かすかは問題になるが，動かす主体の変化は特に取り上げようとしない。

　それに対して，動作療法ではその主体の変化そのものが狙いであって，動作するということはそのための手段・方便である。それにしても，動作をすると

いうことはクライエント当人自身が自分でそうする気にならなければ最初から成り立たない。他者が自分の思うように動かそうとしても，それは単なる他動による物理的な動きに過ぎないので，ここにいう「動作」ではない。したがって言うまでもなく，この動作法は最初から当人自身の主体的・主発的な努力を前提にし，治療者の援助を得ながら治療者との協力・共同の作業として成り立つものであり，しかもその治療セッションにおいて彼自身が自己処理・自己選択を通して自己治療を進める過程である。したがって，治療者はあくまでもその過程を援助するという役割であることを明確にしておくことが大切である。援助者といっても，その在り方，働きかけ方，援助の仕方によって強力なプラスの効果をもたらすこともあれば，思いがけないマイナスの結果を招くことにもなりかねない。

B．からだに触れる

今ひとつ，動作療法における特徴的な問題は，課題としてのからだが話題になり，身体のどこをどう動かすかとか，そこがどんな感じかなどを話し合うことになる。またクライエントが努力しているそのからだの動きを援助者が手伝うのだから，どうしても相手のからだに触れて押したり，引いたり，抑えたりすることになる。このからだに触れたり触れられたりということは，場合によって拒否，拒絶，嫌悪や快などの感情を生み，それが援助を妨げ，あるいは思いがけない誤解を招くかもしれない。クライエントと治療者が同性同士でもそうだが，異性間の場合はことの外にその懼れを否定しきれない。特に男性の治療者の場合は無用の誤解を避けるため，複数ないし集団でのセッションにするか，あるいは誰か立ち会いの人がそばにいるような配慮を要する。従来から，精神分析療法などでは，感情転移が原因の性的なトラブルで訴訟が起こされた例が少なくない。筆者の経験によれば，ことばによる治療法，ことに転移現象を重視するような場合は，どうしても非現実的な態度になることからそうした問題が起こりやすいのに対して，動作療法では最初からからだを動かす・動くという物理的・客観的な現象を扱っていくので，転移感情や空想などの非現実現象は起こりにくいことが分かっている。しかし，第三者から見れば，か

らだを扱うことからくるさまざまな感情，ことに性的な問題を起こすのではないかという懸念が持たれやすいので，治療者はことのほか細心の留意が必要である。

C．治療者は援助者

　心理治療では伝統的にクライエントと治療者との治療的な人間関係を重視する。この治療関係がなければ始めから治療が成り立たないのは当然だが，その見方には大別して二つがある。一つは，この治療関係こそがこころを癒し，転移や理解・洞察をもたらす条件だからそれ自体が治療法の基本条件だとするもの。ほかの一つは，そうでなく，心理治療のための基本条件ないし活動はもっと別にあって，治療関係はそれをできやすくする補助的ないし促進的な条件だとするものである。動作療法ではこれまで述べてきたように，ある動作をするという課題努力のプロセスを通してクライエントが適切な治療体験を得ていくのだから，それができやすいように援助するのが治療者の役割であり，そのためによりよい治療関係が望ましいという立場をとる。というのはごく極端な話だが，治療者がいなくてもクライエントは自分独りでも自体に働きかける動作努力のなかで自ら適切な治療体験を得ていくことができるのだが，それを治療者の援助でより効果的に進められるというところに治療者の役割が認められるからである。後に述べるように，この動作療法は本来が自己治療を基礎にしているので，治療者が援助するときも，そのプロセスのなかで，いかに自己処理，自己選択，自己管理という自己治療ができやすいように援助できるか否かが重要な問題になる。

D．共感的理解

　ロジャーズ以来，共感的理解ということがカウンセリングの基本条件とされる。相手のことばを聴きながら，その意味を通して相手の気持ちに共感しようということだが，それはむしろ動作療法においてなおいっそう当てはまる概念である。というのは，ことばの意味から相手の気持ちなり体験なりを捉えよう

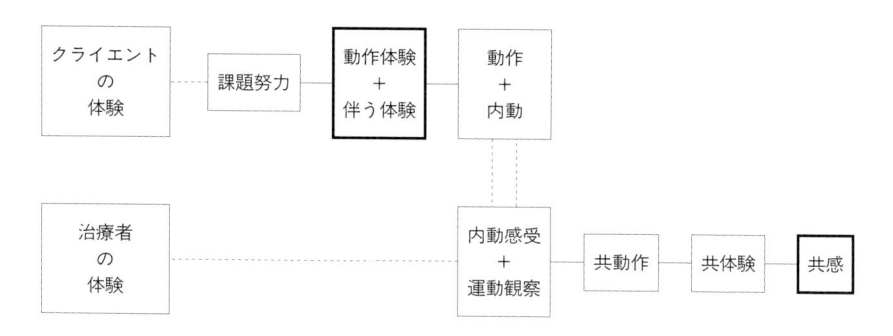

```
┌─────────┐   ┌──────┐   ┌──────┐   ┌──────┐
│クライエント│   │      │   │動作体験│   │ 動作 │
│  の     ├───┤課題努力├───┤  ＋   ├───┤  ＋  │
│  体験   │   │      │   │伴う体験│   │ 内動 │
└─────────┘   └──────┘   └──────┘   └──┬───┘
                                          │
┌─────────┐              ┌──────┐        │
│ 治療者  │              │内動感受│        │
│  の    ├──────────────┤  ＋   ├────────┘
│  体験  │              │運動観察│   ┌──────┐   ┌──────┐   ┌──────┐
└─────────┘              └──────┘───┤共動作├───┤共体験├───┤ 共感 │
                                     └──────┘   └──────┘   └──────┘
```

図 4　動作による共感

という場合，言語化される過程でどうしてもそのときの体験からずれてしまいやすい。体験というきわめて個人的・内面的なものをことばという公共的・共通的な手段で表現しなければならないからである。それに対して動作では彼が今ここで感じている体験が，それと一体的・同形的な身体の緊張や動きとして現れるので，そのデリケートな状況を詳細・微細に亘って把握すれば，ことばからの場合よりもより直接的に理解ができるはずである。

　その状況を示すのが図4である。まずセッション中にクライエントがその場でまさにそのときの気持ちとしてある体験をする。それと同時にそれと一体的・同形的な緊張なり眼には見えないような微妙な動き，あるいはかなりはっきりした動きがからだに現れる。ふつうはあまり大きな身体運動とはならないので，それらをひっくるめて外に現れないが動きとしてからだに現れるものを「内動」と呼べば，援助者はその内動を触知ないし観察しながら，それと一致するような緊張ないし微動・動きをわが身に引き起こす。それはちょうど相撲やサッカーなどのスポーツを見ていて，力士なり選手が足を踏ん張ったとき自分も我知らずウンと足を踏ん張りながら見ているのと同様である。このわが身に引き起こす動きを相手との「共動作」と呼べば，それは自分でもほとんど気づかないながら，相手の気持ちに引き込まれていればいるほど類似ないし同一のパターンになりやすい。しかもその意識下での共動作をすることで，相手の気持ちと類似・同一の体験がしやすくなる。これが「共体験」である。相手との同じような体験をすることを通して，相手の気持ちを実感的だが意識化した

ものとして理解することを「共感」とすれば，ことばに較べて，いかに動作を通した共感が直接的で実感的なものかが分かってこよう。もちろんそれとても，相手の気持ちと全くの同一という保証はないので，こうした理解でもなおあくまでも推測・仮説に過ぎないことは言うまでもない。

8．禁忌について

A．動作法はファジー

　医療ではどんな治療法でも，ただ効果があるというプラス面ばかりを強調するのでは不充分で，どんな方法でも必ず禁忌ということが述べられなければならないとされている。動作療法で顕著な効果の挙がることは認めるとして，この禁忌についてどれだけ分かっているのかという質問をしばしば受ける。禁忌とは医薬品や食品などで病状を悪化させ，副作用または治療の目的にそぐわないものを指す。ある医薬品なり食品の場合，その薬効なり成分が特定され，あるいは固定的なものだから，それを服用・食用する人によってそれがよく適合することもあれば，そうでないこともある。そうでない場合，単に効果がないだけならいいが却って有害なこともありうる。有害な場合，薬剤そのものをさらに適合的なものに変えるというわけにいかないので，その部分をいかに別の薬剤なり方法によって補うかが問題になる。当然その薬剤がいかに有害か，どうすればそれが防げるかを予め明らかにしておかねばならない。それが禁忌問題の趣旨である。

　さて，動作療法についてはどうであろうか。課題通りの動作を努力する過程で治療体験が経験できるように援助するのがこの療法だが，その場合，治療のための課題はこれでなければならないという固定的な関係は成り立ちにくい。力を入れる，緊張を弛める，あるパターンの動きをする，姿勢を変えたり体軸を確かめたり変えたりするなど，どのようにも設定できるし，またそれらを自体のどの部位・局部でするのかも多種多様である。そんな課題を努力する過程で得られる体験もさまざまで，課題と一義的な関係にあるわけでもない。さら

にまた，それらは治療者の援助の仕方によってさらに多様に変化する。そのうえクライエントはその場における多様な体験のなかから，自分にとっていま治療体験として必要・有効・有用なものを自ら選び取ることもできる。したがってこの場合の多様な体験のいずれもが，医薬品のように成分・要因は固定的でないし，その効果もまた特定化できにくい。というと，何から何まで曖昧で，ルーズで評価のしようもなければ，信頼のしようもないものと受け取られやすい。だが，実際には，このファジーなところが，薬剤や食品と違って，クライエントの条件に適切・柔軟に対応できる所以である。もしもこれが適切であろうと予想して進めてみたら，どうも効果が挙がりにくいとか，かえってよくないようだとなれば，直ちにそれを改めて，もう少しやり方を変えるとか，もっと別の体験を予想できる課題や援助の仕方を試みるというダイナミックな対応ができやすい。それだけにまた，治療者の側における臨床的な力量もそれだけ厳しく問われることになる。

B．動作法での禁忌

ところで，いかに柔軟な対応ができるからといって，上述したような意味での禁忌とはいえないが，動作法でもやはりどうしても留意しなければならぬ条件がある。それは，からだを動かすということから来る諸問題である。真っ先に挙げなければならないのは，骨折や傷害。高齢者を始め骨粗鬆症などに対する配慮は当然だが，さらに股関節脱臼や鞭打ち症など骨格系に問題のある場合，いくら注意しても注意しすぎるということはない。同時に，身体運動のために骨格系を支える筋や腱などに無理な力が加わらないような援助が必要である。筋や腱の断裂や筋膜破裂までには到らないまでも，それらを傷つけないよう，あるいは疲労・疲憊(ばい)を起こさせないように注意しなければならない。また同じ動きを過度に繰り返したり，緊張や動きがあまり長い時間に亘ると，やはり疲れて効果がマイナスになりやすい。筋ジストロフィーそのほかの障害や疾患を持つ人ではことの外こうした疲労に対する留意がいる。それらはいずれも無理な力，強制的な介助，急激な動きや刺激，配慮に欠ける援助などが原因になる。肢体不自由などの動作訓練では補助・介助のためいくらか強い力のいる

こともなくはないが，心理治療の場合は，そんな力は全く無用・有害で，むしろ逆に，なるべく弱くて微妙な力や動きで，しかも静かにゆっくりとからだの感じや動かしていく努力の状況をジックリと味わいながら，そのプロセスに起こる気持ちの変化，体験の様相などにクライエント自身の注意が落ち着いて充分に向けられるような援助が重要になる。

V

動作療法におけるインテーク

1. インテーク

A. 主　訴

　心理治療のためにクライエントがやってくるのは，日常生活における体験の仕方で，独りでは処理しきれず，あるいは耐えられないほどに困ることがあって，何らかの援助を求めたいためである。そこで，まずはことばによる面接で，どのようなことに困っているのか，その体験の内容や仕方について，具体的な日常生活と併せてなるべく詳しく話を聴くことになる。落ち着かなさや気になる，囚われやこだわり，焦りや苛立ち，悩みや困惑，怒りや敵意，懼れや恐怖，不安や抑鬱，自己臭や恐怖症，PTSDなど，感情・情動的な問題もあれば，拒食や痩せ症，過食や異食，強迫行動や情動的な発作，立ちくらみや震え，不登校や家庭内暴力のような行動問題から，自律神経失調症や心身症，頚肩腕症候群，肩凝り・腰痛などのような生理・生物的な不調に至る，数え切れないほどさまざまな訴えがある。それらが始まった時期や原因と思われる事柄，その経過，現在困っている状況，主たる症状，付随する問題，それまでに受けた医療や心理治療とその状況などについて，いちおう心得ておく。

　そうした主訴について，それが心理治療法として効果的に援助できるか否かをまず決定しなければならない。その際必要なら，信頼できる専門の医師の助言を求め，もしも薬物ないし手術などの医療による方がより適切だと分かった

ら，なるべくそちらへ回すのがよい。もしも医療より心理治療の方がより適切だと分かったら，そこでこのクライエントを自分のところで引き受けるかどうかを決めることになる。ここで大切なことは，自分の力量がこの人の困難を有効に援助できるか否かを判断ないし推測すること。もちろん自分にできるかどうかは，実際にやってみなければ分からないのがふつうだから，最初から明確なことがいえない限り取りかかるべきでないというわけにはいかない。特にクライエントによっては，症状そのものがびっくりするような激しさでありながら，治療を始めてみたらわずか数回ですっかりよくなったりもするし，ときにはたった一回のセッションで全く症状が解消ということさえもあるからである。それにもかかわらず，とてもわが手には負えないと明らかに分かっているようなら，もっとほかの所へ紹介ないし依頼することが肝要である。また，自分のところで引き受けることになって，治療を始めたところ，途中でやはり手に負えないと分かってきたら，なるべく早くもっと適切な治療者なり医師なりへお願いするように心がけなければならない。

　こうして，とにかく自分のところで引き受けられそうだと決まったら，いくつもの困難や症状のなかから，特にここでの心理治療なり動作療法なりで援助を期待するのはどんなことかを話し合う。その際重要なのは，一般の医療のように，クライエントが自分では何もしないまま，"お医者様に直してもらう"という受け身の気持ちではよくなれないので，自分でよくなるように努力しなければならないこと，自らの努力が適切でありさえすれば，自分で自分の現在のこの困っている状況から抜け出してよくなりうることを話題にして，そんな努力ができるか否か，やってみる気になれるかどうかを取り上げる。もちろんそれほど堅固・強固な意志を問うということはないが，とにかく自分でそうするように努力するという気になることが不可欠の要件である。

　そんな自己治療の気持ちがありさえすれば，「それが効果的にできやすいように私の方でできる限りの援助・手助けは尽くします」というような援助者としての立場を明確にしておくことが大切。「私が全部治してあげます」というような立場をとらないこと。立場だけでなく，本心というか，心構えとしてもそのような気持ちを持たないようにしてクライエントに接することが重要である。そんなことができると思うのが第一間違っているし，できるはずもない。

心理療法ではクライエント自身がその気にならない限り，本人以外に他人がどうこうできるものではないからである。"できるだけのことは尽くす"という以上のことはいいようがないというのが事実だからである。また，"私が治してあげる"というような態度で始めると，クライエントがせっかくその気になった自己治療の気持ちも萎えて，依存的・受け身的な態度になりやすく，それが療法の重大な妨げになるからでもある。

B．動作の特徴は即こころの特徴

１）からだの感じ

　クライエントがやってくるのはこころやからだの調子が悪いからというのが一般である。その場合，同じくからだといっても，たとえば発熱や下痢，胃潰瘍とか癌，腱や筋の傷害，骨折など生理・生物的な疾病や傷害に関わるものと，そうでなく，からだの感じ，ことにからだを動かす動作についてのものとがある。前者は当然医療の対象だから，ここでは取り上げない。もちろん，そうした現象でもよく調べてみると見かけは生理的なものだが，その背景には色濃く心理的な要因のみられることが少なくないが，それらはとにかく第一義的には内科や心療内科，そのほかの医療科で扱われた後，必要ならこちらで関わることになる。それに対してからだの感じという場合はそう簡単でない。生理現象の変調を感じるというのは心理的だが，やはりまず医療の対象となる。ところが，そうした生理的な組織などの変調でなく，からだを動かすメカニズムに関わる変調・異常の体験というのはさらに二つに分けて考える必要がある。たとえばからだがだるい・大儀だ，疲れる，重い，鈍い，こわばる，痛いなどという感じで困っている場合，その原因として，生理・生物的な疾病や傷害があって，その結果，動きの感じに現れているものと，そうでなく，悩みや不安，困難や苦痛など，心理的な問題が原因で，それが動作の感じをふだんとは違うものにしている場合とがある。一般的には前者のものとして扱われやすいし，そうした問題を無視できないが，しかし実際には後者のものとして対応しなければ効果の挙がらない場合が決して少なくない。

２）動作を観る・こころを診る

　この最後の場合，すなわち，同じくからだの感じといっても，内臓や組織の疾病でなく，からだを動かす感じに不調感・異常感があって，しかも内科や心療内科などでこれといって特に問題のない場合，大ていは心理的な原因にもとづくものといってよい。というよりも，こころの在り方がそのまま動作という心理現象として具体的に現れているので，その動作の特徴や不調をみることによって，クライエントの生き方を把握し，動作の偏りや困難の変化によって，彼の生活体験の仕方に治療的な変容を期待できることが分かっている。
　たとえば，動作をするのが億劫だとか大儀，重たい，鈍い，疲れる，痛いなどという感じはこころの緊張が不必要に強いとか，それほど強くはないがいつもビクビクしたりヒリヒリしており，あるいはそれが習慣化して，からだのあちこちに特徴的な筋緊張が生じ，それらが慢性化して生理的な反応や変化を鈍くしたり，痛みを感じ，果ては筋の組織的な変性にまで及ぶことまでみられる。肩や肩胛骨の関節や背中，頸などに他動の力を加えて可動域をなるべくいっぱいまで動かそうとしても，なかなか動かないとかガッチリと板のように動かないなどという人はある年齢以上になると決して少なくないが，そんな人に「肩は痛くありませんか」と訊ねても，全く痛みを感じない場合などでは，ひたすら緊張して，人生を脇目も振らず，一途に頑張って頑張って事に当たっている人を思わせる。「痛いです」とか「肩凝りが悩みです」「頸が痛いです」「肩が重くて痛い」などという人にはいくらか気持ちの余裕を感じて，そこが苦労の種だなと思う。頸・肩・腕症候群や四十肩・五十肩にも同様の頑張り屋が多いが，少し落ち着いてからだをほぐせば解放されるのに，いかにも慌てたり焦りながら頑張っている気持ちが伝わってくる。からだが重い，思うように力が出ない，からだを動かす感じがふだんとは違って変だ，自分が動かしているような気がしない，自分がやっているのに自分がやっているという実感がない，などというのは気持ちに安定感がなく，安心・安堵の感じに欠け，気持ちが落ち着かず，不安や懼れ，自分自身についてや自分のやっていることに自信が持てないなどの感じと結びつきやすい。四肢の動きとか，手や腕，足や脚などの関節運動などが一応は動くが，他動でそれに抵抗を加えると，弱い力にも

逆らわず停まったり，いわばポキンと折れるように曲がったり，脱力するような動きの見られるとき，気持ちが現実に向かず，こころここにあらず，非現実や虚空に向いた気分で，自分のからだに関心がなく，現実の自体に力を入れようという気分になれないことが多い。背中が円く猫背になっていたり，肩の上部で急に前屈してうなじが縮み，顎が出たような姿勢や，腰が落ちて膝が屈がり，全体が鬱屈した姿勢では，いかにも気持ちが萎えて，自信も失い，存在感の希薄を想わせる。爪先立ちで踵が浮き気味だったり，踵の踏みつけが難しく，あるいは膝や股の関節が伸びきらず，腰が後ろに引けて足全体が上体を支えられるようなしっかりした踏み締めができていない場合，気持ちが落ち着かず，不安定で，自信が持てず，態度も心構えもはっきりしていないことが多い。脊柱が硬直気味で上体の前・後屈や後ろへの反らしができにくく，または腰が反り返って腰痛がひどいとか，あるいは左右への屈曲も難しい場合，気持ちに捉われがあって，それからの変化や変更が難しく，特殊な心構えとこだわりのため，屈伸のような動きさえもそれを自由にするのが怖くてできにくく，自分を拘束していながら，それを不自由とも感じず，こだわりこだわり生活していることが多い。片脚立ちや立位での重心移動をしようとしても，バランスを取るのが難しく，僅かな動きや動揺でも不安や恐怖の感じに捉われやすく，怖くてできないなどというのは，気持ちが緊張・委縮して，狭い自分に捉われ，こころを周囲と自分との関係にまで及ぼす余裕が無く，こころが開きにくく，気持ちの枠を越える勇気に欠け，自由に振る舞うことが怖いなどが読みとれる。歩行の場合，腰を落とし，猫背で，前屈み，重心を前方におき，つんのめるように歩く人，爪先を浮かせるようにし上体を反らせ，重心が踵よりもやや後ろにあるようにして歩く人，からだを左右何れかの側に捻って上体を"く"の字風に屈げ，両脚を均等に踏まず，左右アンバランスに，あるいは蟹の横歩きふうに歩く人など，それぞれに，特有の気持ちで歩いていると推し量られる。そんな人は大ていまた肩や頸，背中などに特有の緊張や突っ張りがあるので，それを真似てみると，こちらにも窮屈さが直に伝わってくるが，その気持ちや体験の在り方となると，あまりに多様で，これと特定するのが難しい。

3）動作を変える・こころを変える
　こうした動作や姿勢から当人の気持ちを記述したのは，テスト風に調べてそれを勝手に推測したというのでなく，動作療法の実際の過程のなかで，そうした動作の特徴を示す人が，その余計な緊張を弛められるようになり，肩凝りや腰痛が治るようになり，踏み締めや踏みつけがしっかりできるようになるとか，姿勢の歪みや体軸の偏りがなくなり，重心の移動やバランスの取り方などに余裕ができ，立位や歩行が自由で安定するというように，動作の仕方が大きく変化して，主訴も軽減・解消したというクライエントから，今になって想うことについての感想や内省を訊ねた結果から分かった当時の気持ちを記述したものである。ことに，それらの動作の偏りを変えたり正したりするためには，ただ単に動きの仕方を変えればよいという単純なものでなく，そのため，ともすれば緊張したがる自分の気持ちを変え，緊張しない努力，リラックスできる態度，萎縮せずにいられる心構えを工夫し，自分の古いタイプの動きを捨てて新しい動きに変えていくときの不安に耐え，恐怖や萎縮の感情を乗り越え，積極的な生活態度，自由に振る舞えるための努力等々，というプロセスでの苦労話をもとにして推測したものである。とはいっても，それらはごく一部の人たちからの体験談だから，それらがどれほど一般的に当たっているかは確かでない。それゆえ，これこれの緊張や偏り，動作の仕方の難しさなどはかくかくの体験の仕方と一対一の関係で関連するなどと記述するのは，まだ経験の浅い現在ではとても言えることではない。それにしても，ここで分かるのは，クライエントの援助を求める生活体験上の困難やこころの問題などはそのまま動作の困難や問題と全く同形・一体，ないし相即不離の関係にあるということと，そのため動作が変わるとこころが変わるということ，および，こころの変わることを望むなら，動作の仕方を自ら変更・改革の努力を尽くすのがもっとも早道であることが理解できよう。しかしそれは，こころの持ち方・体験様式などを変えるという難しい仕事だから，自分だけの独力ではなかなか容易でないので，援助者による適切な励ましや助言，補助，介助が必要ということになる。

C. 動作療法の受け容れ

1）動作による心理療法

　心理治療を求めてやってくる人は，当然ことばによる対話によって進められることを期待しているのが常識である。そして，自分の今のこの悩みや苦しみの原因が明らかになり，しかもそれを解消・除去してもらえるものと考え，しかも大ていのクライエントが，その原因は過去の外傷体験に遡るものとして，あらかじめそのつもりで訊ねてくる。これが今日のわが国におけるごく一般的な心理療法観である。しかも心理療法を求めるくらいの人なら，巷間に氾濫するそんな立場の書物を何冊かはすでに読んでいるのがふつうといってよい。

　そんな心構えでやってきているクライエントに，ここでの治療法は動作を主たる道具とするものだから，ことばの内容や意味を分析したり，抵抗や転移なども，自然に生起することはあっても，それを特に重要なものとして取り扱うわけではないこと，さらにまた，それ故，理解とか解釈，洞察というようなことにも，まずほとんど触れることはないという趣旨について説明をすることになる。そこで，動作法では何をどのようにして治療するのかを説明しなければならない。

2）なぜ動作か

　すでに述べたところだが，心理治療になぜ動作かということについて，クライエント・治療者にとって，いちおう念頭に置くべき心得として，ここに改めて述べておきたい。動作，すなわち自分のからだを動かすというのは，ことばよりも知的な要素が少ないので，こころの活動のなかではそれだけレベルの低いものだし，自分の考え方や態度を解釈するのにも，この悩みや苦しみを理解したり，原因にアプローチして新たな洞察を得たりするのにも，適当とは思われないし，むしろ無縁のものだから，動作法などは自分の治療には役立たないのではないかというのが一般的な考え方といってよい。それに対して，このように思われている動作を主たる道具とするのはなぜか。そもそもからだが動くというのは，筋肉や脳・神経が生理的な原因で動くものでなく，そのからだの

持ち主である主体が自体を動かそうとして，それなりに動かすための努力をしているからこそ動くのである。その努力こそこころの活動であり，心理現象そのものである。この努力という活動は生まれたその瞬間からこころの根元的な表現であり，しかも人のこころのもっとも原初的な活動形態である。それに対して，ことばは生後かなりの年月を生きた後に始まり，徐々に出来上がっていくという点で，根元的・原初的などといえる活動ではない。といっても赤ん坊にはそんな意識というものがないので，意識的な判断や選択ということができず，機械的に動いているだけではないかと思われやすい。その場合の意識的というのは，その場の状況に応じて合目的的に考えたり判断し，実行しようと努力することを意味するのがふつうである。ところで，赤ちゃんをよく見ていると，満腹した後さらにオッパイをむりやり飲ませようとしても拒否されるばかりだが，空腹ならひたすらに吸い続ける。モロー反射や把握反射など，いわゆる原始反射運動も，機械的ではなく，始めはうまく反射運動が出にくいが，少し上達するとうまくなっていく。さらに慣れると，もはや刺激に対する興味がなくなって，反射的な運動はしなくなっていく。興味のあるうちは，いわゆる手の凝視や指シャブリもよく出るが，さらに発達すると興味を失って，そうした動きも自然にしなくなっていく。いずれもそれらは主体がその場の状況に適応して判断・決断し，合目的的に努力している活動である。もし同じようなことをもっと年長の子どもや大人がやっていればそれは意識的な判断や決断・努力ということになる。では新生児や乳幼児の場合はといえば，われわれがふつうにいう意識的なものと特徴づけているようなことを，そんな意識なしに，すなわち無意識的に決断したり努力しているのである。逆に言えば，年長児や大人が意識的な活動と言っているようなことを，赤ちゃんたちは無意識的だが明らかに主体的・主発的にやっているということになる。

　この意識下活動は意識活動が始まってから後にも，絶えることなく，あるいはますます活発になりながら人生の終点まで続いていく。そんな無意識努力の途中に意識的な努力は始まるが，人生の終点に至る以前，やはりその途中で希薄・消滅する。しかももっとも意識活動が盛んな時期においてさえも，意識的な努力は動作という心理活動全体からみれば，そのごく一部分をなすに過ぎず，大部分は無意識的なものである。こうした人間の基本的・心理的な活動を

具体的にもっともよく担うものは，ことばや意識活動であるよりは意識・無意識を併せもつ動作にほかならない。そして，こころの悩みや困難，不調などは，従来考えられてきたほど知的・理性的な高次元の問題というよりは，こころの活動の深い基礎にある身体的・生物的な"生きる"という基底的・原初的心性に関わるものであることは疑う余地のないところである。しかもこれまでの経験によれば，心理治療を要するこころのさまざまな問題，偏りや不調をもっともよく同形的に表現するのは，動作という心理活動であることが明らかにされつつある。したがってまた，人のこころにもっとも直接的・同形的に働きかけやすいのも動作という心理活動であるといってよい。動作による心理療法が，これまでのことばそのほかの道具による方法に較べて，効果においても治療期間においても，きわめて顕著な効果を挙げてきたという実績も，こうしたこころの問題と動作との間の関係からみればしごく当然のことといってよいであろう。

3）動作療法の受け容れ

　説明が少々長くなったが，以上のような理由はクライエントに理解してもらうというよりは，援助者・治療者が心得ておくべきこととして改めて再度述べてみた。いずれにせよ，こうした立場からの動作法による援助・治療が納得でき，それを受け容れ，それによる援助を望むというところまでを，まずクライエントと話し合うことがインテークでの重要な仕事ということになる。先にも述べたように，ことばや意識を中心にしない心理療法ということになると，それまでの常識から考えて，次元の低いものとみられ，軽く扱われているとして好感を持たない人もあるが，心理治療を求める人はたいてい，からだの不調を併せ持っているものだから，とにかく差し当たり手始めとしてからだの方から入ってみようすることで動作法に同意する場合が少なくない。あまり信用しないにしても，からだを動かす程度なら，次元の高いことばと違うからというので，ごく気楽に受け容れる人もある。これまでさまざまな治療法を試みたが，いずれも期待できなかったので，もうほかに方法もないので，藁にも縋る想いでよろしくと，藁ていどの期待で試みようということもある。

2. 動作の見方

A. 初対面

　話は前後するが，初めてクライエントに会うときは，彼の動作および生活の仕方の特徴を概観するもっともよい場面である。約束があったかなかったかに関わらず，まず入室，初対面ということになる。部屋へ入ってくるドアでの態度，表情，仕草が最初の見どころである。もちろん，入室までの行動，たとえば指定時間キッチリに来たとか，遅れる，早すぎる，あるいはドアの前で行ったり来たり往復してから入ってきたなど，分かっていればそれに越したことはないが，とにかくドアから事は始まる。
　最初，眼に入るのは表情と姿勢。多少とも緊張しているので，特徴は誇張されている。"眼は口ほどにものを言い"というが，表情はその通り，姿勢はもっと多くを語る。立位における姿勢，踏み締めや踏み着け，俯（うつむ）き，仰向け，頸（くび）屈（ま）げ，肩挙げ，肩落とし，猫背，腰引け，腰出し，腰反り，O（オー）脚，膝の突っ張り・膝屈げ，爪先立ち，足の内・外（がい）反（はん），内外旋，側彎，斜構え等々，少し注意してみれば，この人の緊張や拘り，生活上の偏りやこころの硬さ・問題，悩みや不安定度など，視察だけでもかなりの特徴がつかめる。そこからさらに，歩き始めれば，両脚のアンバランス，運びの特徴，重心の移動や脚への乗り具合，足の運び，腰の動きなどで左右差や不安定度，体軸の偏りや屈曲部位，硬さ，ぎこちなさ，拘り，頼りなさなど，歩様はそのまま気持ちの表現でもある。さて，椅子に腰かけて，挨拶ということになるが，その際の姿勢，対面の仕方・身構え，眼のつけ所，しゃべり方，話す態度・身動き，なくて七癖等々は，日常の生活における対人態度，人間関係の在り方などをそのまま示している。そして話に入ることになるが，まずここへやってきたわけ・由来から，主訴，困った事ども，過去からの経緯やら，現況の説明，さらには家族や知人・友人，職場や学校などにおける人間関係や適応の状況などが語られる。それらのほとんどは自分自身を中心にしたものの見方，感じ方，考え方であって，話

の重要なところへ差しかかれば，またまた特有の緊張や動き，身構え・態度，姿勢，体軸の取り方・動き方などの形でその気持ちを表現する。

B．課題テスト

　初めての面接で上述のような視察によってごくごく大雑把ながら，この人の特長をつかんだら，もう少し具体的な動作の特徴を調べたい。それにはこちらから動きの課題を出して，「……の動きをしてみましょう」とか「こういう動きができますか」「私の動きを真似しながら，こんなふうにやってご覧なさい」などと言いながら，その動作の進み具合，動作を実現しようとする努力の状況，でき難さ，進行過程での難所と難所越えの様子などを確かめる。最初は課題を提示するが，まずはことばとモデル動作だけでやってみる。こちらで課題動作を実際にやって見せながら，同時にことばで説明する。そのモデルはできるだけ単純な形で，しかもクライエントに分かるように，分かるまではっきり示されることが必要である。その際，まずテストするのは，彼が自分だけでどれほどできるか，どのようにできるかを調べるのだから，補助や介助のように，こちらから手助けはしないし，相手のからだにも触れない条件で彼の出来具合を確かめる。なお，このテストではどんな課題でも自由自在にこなせるという人はまずほとんどいないので，現在の状況でできるもの，できそうなもの，充分にはできないが，いくらかできるとか，少し頑張ればできるようになりそうだというような課題を用い，それがどれだけモデル通りにできるか，できにくいところはどこか，どんなふうにできにくいのか，なぜできにくいのか，難しいところをどうやって乗り越えたか，どんなふうに努力しているのか，などについて明らかにしておく。もちろん，今は確かめられないということもあるが，それは治療の進むに連れて，徐々にテストしながら，明らかにしていけばよい。

C．援助テスト

　クライエントが援助なしに独りで課題を努力する様子を見れば，それだけで

もおおよその特徴はつかめるが，なお詳しく診たいところを明らかにするためには，こちらから相手に働きかけながら，それに対する対応の状況からその特徴を捉えないと分からないことがある。これまでのものではたとえ精一杯努力した結果だとしても，それは飽くまでもクライエントが自分で安定してできるという意味での，いわば彼の日常的な守備範囲内での動きであった。その範囲を超えて少しばかり余計に努力したり，やる気になっていくらか無理をしたとき，当人がとてもできないと思っていたことができたり，やればできるということが分かったり，本当の可能性はもっと大きいことを如実に示すこともあれば，それまで頑張っていたものが，守りきれなくなった弱さや不調・不全，誤りや限界なども明らかに出来る。

　そのためにはまず難所に差しかかり，あるいは迷いが出てどうやったらよいかが分からなくなったり，感じが分からない，自分のやれるのはここまで，からだの限界に来た，痛みが出てもうできない，これを越えるのは怖い，これ以上やると自分のからだがどうなるか分からない，などの感じのため，動かせない状態になっているところへこちらから助け船を出して，クライエントがどうするのかを診ようとするものである。

　一般的に言えば，クライエントが思っている自分の限界というのは，当人にできる範囲の限界よりもかなり低いところにあるのがふつうだから，こちらの手伝いが適切なら，その境目を相当程度まで越えて，ビックリするほど，しかも自分自身で動かすことができるものである。それには，課題に必要な動きがうまくできず，あるいはよく分からなくなっているものと，随伴緊張や随伴運動が優位のため，目指す動きが妨げられているものとがまず挙げられる。続いて自体を動き・動かすことに自信が持てない場合があって，それには自分の身体的条件に自信のないものと，動かす自分自身に対して信頼できない場合とがある。またそれらの条件が重なって，境目辺りになると不安や怖さ，過剰な緊張や痛み，震えなどが出やすくなっていることもある。

　そのため，テストの課題としては先に挙げたものと同じとし，限界辺りに来たら，そこでまず不当な緊張を自分で弛められるような援助をすることになる。緊張はそれを弛めるのに，そこに力を入れて緊張させておいて，その緊張感を弛めていくという「緊張-弛緩」の方法を取るのもよいが，多くの場合，

それだけでは難しいので，その部位に緊張してはいられないような具合に他動の補助で動かしていくことで弛めるのを援助してみると，緊張の程度や方向，そのほかの性質がいっそうよく分かる。躯幹部や体軸はもちろん，上肢や下肢の動きなどすべての動き・動かす状況をみるには，課題のための努力とか緊張が不当に強いなら，それを止めて少し，ないし充分に弛めてから再度試行するとか，最初に戻って，緊張しないで動かす工夫をするなどの助言や補助をする。随伴緊張や随伴運動なら，そこに力が入りすぎるとか，"動いているよ"などと助言するだけで，気づいて自分で弛められることもあるが，むしろそれに注意するほど却って緊張がひどくなり，震えや余計な動きになってしまうものもある。そんなときはそこに緊張が出ないように他動でそこを動かしたり，余計な動きが出ないように他動で押さえるとか，弛めるとかして補助する。また動きの途中で迷ったり，間違えたり，逸れたりするときは，適切な動きの方向はこちらですよという意味でことばや動きで合図をしたり，そちらへ他動で少し動かしたりなどしながら，一応可動域一杯を目指して援助してみる。この段階ではもちろん，必ずそこまで動かすことはないので，今現在の状況が明らかになればよい。

　立位なら，タテ直でバランスがうまく執れなくて立っていられないとか，脚の踏み締めや足裏の踏み付け方が問題で，股や膝が突っ張ったり屈がったり，あるいは力が入らないなどということがある。それに対しては，他動補助で肩や腰を支え，上体を真っすぐに安定させながら，足腰の力の入れ方，足の踏み付け方，左右差への対応などに注意させたり，全身を真っすぐにしたまま他動補助で前後左右に傾斜させながら，重心の移動を自分でできるようなバランスの取り方，重心の移動の仕方などを調べる。体軸や姿勢の屈がりや偏りは，やはりことばでの注意や助言で変えられることもあるが，他動の補助や介助でどれだけできるか，どこが難しいか，どうすればうまく援助できそうかなどを確かめたり，タテ直の動きがどれだけ自分で出せるか，出せないところをいかに援助すればよいかなどを調べたりしておく。

3．動作の見どころ

　クライエントの動作の特徴をみるには，前項で述べたように，診たい動作についての課題を出して，まず援助せず，彼が自分だけでいかに，どれほどできるかを診ながら，難しいところやできないところになったら，そこでそれぞれの動きに対応しながら，適切に援助の手を差し延べることにより，彼はそれに対していかなる気持ちで，どんなふうに対応するのか，手助けでどのようにできるようになるか，どこまでできないか，難しいか，さらにどうすればうまくできるようになりそうか，などを視点にしながら，その特徴を明らかにしていく。そのためのテスト課題は，必要に応じてどんなものでも作ることができるが，現在のところ，この辺りの状況ぐらいが分かると，そのクライエントの治療本番に入るための一応の準備ができたといってよいと思われるような動作の課題を選ぶことができる。すなわちインテークにおける動作特徴を診るためテストする課題は，①不当な緊張，②難しい動き，③タテへの立て方，④姿勢の偏り，⑤体軸の硬さなどに大別できる。

A．不当な緊張

　意図通りの動きができるためには，少なくともその関節に必要な力が入れられなければ身体運動は起こらない。だがそれだけでなく，それを支える力がからだのあちこちに入っているからこそ，所期の動きができやすくなることはすでに述べた。たとえば全身の力を充分に弛めた仰臥位を執り，体側に沿って下に伸ばした腕だけに力を入れ，真正面を経由して真上まで挙げる動作では，腕を伸ばすのに要する力以外には，肩関節を回転させるための力だけが必要で，それ以外の緊張は不要である。ところが，坐位や腰掛け位ないし立位で同じ動きをするとなれば，それ以外にそれなりの体軸を固め，それに見合った姿勢，脊柱や足腰の踏ん張り，そのほかの適切なからだの構えができなければしっかりした腕挙げ動作はできにくい。それらは先に随伴緊張と呼んだもののうち，

ある程度必要な補助的な力である。そこまでならまず当然のことだが，実際には仰臥位であろうとタテ姿位であろうと，腕挙げをするとき，必要以上の力を入れてしまいやすいのが一般である。それには補助的な力のはずが，必要以上に強い力になっている過剰緊張と，それ以外の，ほとんど関係ないような部位に余計な力が入ってしまう不当な随伴緊張とがある。補助の緊張が過剰になれば体軸が柔軟性を失い，姿勢が崩れたり偏ったりするし，踏ん張りが強すぎれば，全身をタテに保つことが不安定になり，腕挙げそのものまで危うくなりやすい。余計な緊張が出やすい部位として頸・肩・肩胛などの関節部位がまず挙げられる。肩凝りや四十肩・五十肩，頸肩腕症候群などといわれるのは，それら部位の習慣化・慢性化したものでる。円背（猫背）や腰反り，腰屈げ，側湾などのように，躯幹部の前後左右へ屈曲するような力は，腰の引けや左右への傾き，股関節の屈げや反りなど，上体と足腰をつなぐ腰部位への不要な緊張となり，さらには股関節や膝，踵までの踏み締めや足首から足裏へかけての不当な踏みつけにも現れる。ことに足腰は躯幹部と違って，左と右とで同じように力が入らず，どうしても左右差が強調されるので，これがタテ姿位の維持を不安定にし，さまざまな姿勢の偏りを生み出し，全身の適正な緊張配分を崩して，腕挙げの動きを不安定にし，あるいはぎこちなくし，さらには硬直化させる。

　これは腕挙げを例にしての話だが，同じことはあらゆる動作についてみられる現象である。目指す動作を支える随伴緊張はそれに慣れるに連れて淘汰・洗練され，だんだん目立たなくなってくるのに対して，過剰化したり，不要部位での緊張などは主たる動作を妨げたり偏らせ，不自由にしたりするだけでなく，それに伴う生活体験の仕方や気持ちの持ち方などに不当な影響をも及ぼし，こころの視野を狭め，動きを偏らせ，あるいは活動を硬直化させ，現実感を希薄に，自体の感じや動かす感じを曖昧にし，自分の存在感にまで影響を及ぼしかねない。動作療法で最初に取り組む作業はこうした不当な緊張に自縄自縛されている主体を解放して，自由闊達なからだとこころを取り戻すのを援助することだから，そのためにはまず，からだのどこにどんな不当な緊張が現れるのか，それらを克服するには何が必要なのか，それには自己治療しかないのだが，自分でそれを弛められるようになるためにはいかなる努力や工夫がいる

のか，そのためにクライエントは具体的に何をどうすればよいのか，どのように身につけていくことができるのか，などにある程度の見通しをつけなければならない。その結果，彼に対して，どのような助言や励ましができるか，どれだけの具体的な援助ができるのかなどに，ある程度の見当をつけるのが援助者の役割となる。

B．難しい動き

　前項で例にした腕挙げという動作は，腕や手，手のひら，手の指などの動きの基礎として，上肢という手腕動作のもっとも重要なものである。これが難しいのは四十肩・五十肩や脳卒中後遺症，脳性マヒなど，ごく限られた特殊な障害者だけのものと思われやすい。ところが，ごくふつうの，健常者といわれる人について，腕挙げの動きのプロセスを細かく実験的に記録してみると，肩関節を中心にした中指の描く半円形の軌跡は全く均等の速度で動くというのでなく，所々で停滞したり，動揺し，あるいは円軌道から外れたり動かせなくなったりさえもしかねない。それを大きく分けると，図5に示すように，最初の始動時と肩の高さの前後，および真上辺りの終末期の三つである。始動では，それまでの静止状態から動きに移るという制御活動における状態変化の容易でないことを示すものである。静止状態から動きのために必要な力を入れなければならないが，ただむやみに力を入れるだけでは停止（静緊張）のままだから，動きが出るような力（動緊張）にしなければ

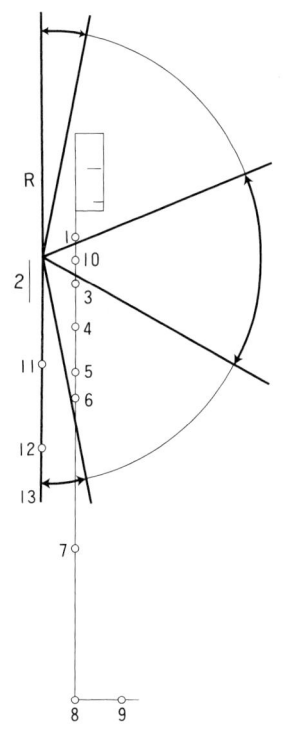

図5　腕挙げの難所

ならないが，それにはどうすればよいのか，また動かすためにはどれほどの強さの力を入れればよいのか，腕を動かしていく方向をどうやって定めるのか，などを現実に実現しなければならないという難しさがここに表現されている。心身の障害者はもちろんだが，悩みや混乱，不調を訴える人のなかには腕が急に動かなくなったとか，痛くて動かなくなったなどという場合，この始動でつまずいていることが多い。

　終末期に動きにくくなるのは，その辺りで慢性的な緊張があり，それ以上動かそうとすると痛いか，突っ張った感じがして，それ以上に動かすのを避けてしまうか，そこから軌道を外して，もっと楽な外側に動かして，動いた気持ちになっているものが多い。障害者や神経症的な人のほかに，高齢になるに連れてそんな人が多くなる。結局，可動域いっぱいまでの動きを避けて，楽な動きばかりしているため，それ以上のところは筋肉の使用がないため，非活性的になっていることが多い。障害児・者でも，あるいは高齢者でも，その辺を可動域いっぱいまで動かせるようになると，からだが自由になったとか，楽になった，などと感じ，全身の動きもそれに連れてよくなってくる。

　もっとも難しいのは腕挙げ軌道の中ほどでの不安定な動き，低迷や動揺，軌道逸れや停滞，停止や硬直化などである。その始まりは手先が肩よりも少し下のところ，すなわち腕が肩から斜め下に傾斜した辺りで，それ以後は肩の辺りからそれよりも少し上にいった辺りまでの区間でさまざまな難所が控えており，そのつどやはり不安定になったり，動揺，停滞・停止，不動，痛み，苦痛，軌道逸れなどが起こりやすい。その区間を乗り越えれば，後は終末期まで比較的楽に挙がっていくのが普通である。その難所での動きをみると，まず目につくのが，肩関節に動きを妨げるような強い緊張が入り，あるいは肩胛関節の方が緊張したり動いてしまい，あるいは肘や手首，手の平に緊張や動きが出るため，そちらへの力のため，肩回転への力がうまく入らないか，余計に緊張してしまって動かなくなるというのがふつうである。すなわち随伴緊張や随伴運動が強く出現してしまって，お目当ての腕挙げという動きが妨げられてしまうためである。こころの動きや感じ方が平静でなくなり，安定を失うに連れて，ふだんのからだの動かし方が曖昧になり，平常心でなくなると，平常動作もできにくくなり，それまでは制御されていた意識下的な随伴緊張や随伴運動

が誤った形で妨害的な動きとなって現れ始めるためである。したがって，腕挙げの課題ができるためには，そうした妨害的な緊張や動きの基になっている余計な，あるいは誤った力を抜きながら，動きに必要な力を入れていくという，方向の異なる二重の制御的な操作をしなければならない。ところが，この妨害的な緊張を弛められるためには，主体自身がまず平常心を取り戻さなければならないが，それにはまた，その原因になっているさまざまないわばストレスへの対処や，生活体験の仕方を改めなければならない。そのための心構えが適切にできるためには，逆に自分のからだに聴き，からだの感じを取り戻し，あるいは意識下的な努力の仕方の過ちを変えていくことになる。

　これまでは腕挙げを例にして話を進めてきたが，こうした動きの課題はいくらでもあって，枚挙にいとまがない。たとえば上肢では肘の屈げ・伸ばし，手首の屈げ・反らし，手掌の握り・伸ばしが挙げられる。躯幹部では前・後・左・右への上体の屈曲・反曲から，左・右捻り，とくに背中中央部や肩上部，腰上部などそれぞれにおける屈曲や反曲などの難しさや左右差などをみることができる。

C．タテへの立て方──体軸は別項に

　人類が立って歩くようになって久しいが，それでも四つ足で歩いていた名残りがあって，からだをタテに立てるということはなかなか容易でないらしい。というのは四つ足時代の名残りと思われる形態が立って歩くようになったわれわれにもしばしば現れるからである。一般に立つのは立ち上がり反射があるから生理的に当然であるかのごとく考えられ，むしろ立った後で，その状態を維持することの難しさが注目され，バランスの取り方，平衡感覚などが問題とされてきた。もちろんそれはそれで重要なのだが，それ以前に，タテに立つということそのことが大変に困難なのである。寝返りや這いはい，四つん這いなどはすべて，タテにからだを立てるための準備動作で，それらを抜きにして育った子どもは，やはり頸の坐りや躯幹部の柔軟さ，四肢の動きなどに困難が出やすいので，改めてそうした部位の不当な緊張や余計な動きをチェックしなければならない。というのは，何か心理的な不調や困難が体験されるとすぐさまそ

うした緊張や動きが随伴緊張・随伴運動として妨害的に現れやすいからである。今ひとつきわめて顕著なのは，股関節がなかなか伸びきらないことで，そのため真っ直ぐであるべき体軸がそこで「く」の字に折れ屈がりやすいこと，それでも上体は垂直に立てたいので，その分どうしても腰が反りやすくなるし，そうでなければお尻を後ろへ突き出すような格好になって，そのため膝が屈がり，いくらか腰を落として立ったり歩いたりすることになる。足腰がしっかり真っ直ぐに立たず，そのため踏み締めもしっかりしないので，どうしても背中の中頃が屈がり，あるいは少し高齢になると肩の上部が屈がり，その分だけ頸が反り気味・顎出し気味になり，全体としてからだが重力に対してしっかり伸びきらず，垂直線に沿ってピンと張ったような強くてしなやかなタテの力が入りにくい。体軸が頸・肩・背中・腰・股・膝足首などでクネクネと折れ屈がり，したがって歩くのにも何となくトボトボと前屈みに歩くか，脚は伸びているが，腰が前に出過ぎて上体が反り，頸が屈がって頭だけが前傾し，重心が後ろへ来るような後傾姿勢になりやすい。

　重力に沿って体軸を大地上にタテにしっかり立てるということは単純な機械的・物理的現象や神経系の反射運動というものではすまされない。物理的な環境と物理的な身体との間の調整・制御という，主体における重要な活動によらなければならないのだが，それが結構容易でない。これまでは立位を中心に述べてきたが，寝たきりの障害児がタテになるとか脳卒中後遺症や高齢のため寝たきりだった人がタテになる最初は坐位である。補助なしの自分だけの力でお坐りができるというのが容易でないのは背中や肩が屈がり，頸や腰が反るため，体軸が真っ直ぐ重力に合わせられないからである。さらに膝立ちでの難しさは股関節の伸びなさと，それに伴う腰の反りや屈がりであり，重力に沿った足腰の踏ん張り・踏み締めができず，体軸が真っ直ぐにならないからである。立位については先に述べたが，その立位で歩行を始めると，足の運びに関わらず自体をタテに維持して，立て続けることが容易でなくなる。これらがいずれも随伴緊張・随伴運動によって妨げられているのはいうまでもない。

D. 姿勢の偏り

　寝たきりの人でも，床ないしベッドという平面上で生活の必要上，四肢や躯幹部をどのように関連づけ，位置づけているか，という意味でそれなりに重要な問題ではあるが，タテにからだを立てるようになると，姿勢はその人の生きる活動に直接関わる決定的な重要性を持つようになる。というのは，体重を持つ人体という物理的なカプセルである以上，重力を無視してタテになるということはできないし，その体重を受け止める大地に対してタテにからだを立てるのだから，重力と大地という物理的な環境に対してどのように対面するかという問題から逃れることはできないからである。その問題に対する主体の回答が姿勢である。とにもかくにもこの世で生き抜くために選び取った主体の構えないし対応の仕方として具体的に表現されているのが姿勢である。

　姿勢の取り方を難しくしているのは，単一体である頭部を含む躯幹部を左右二本の下肢で大地上に支えていることと，躯幹の上部からやはり二本の上肢が左右に伸びており，しかもそれらが全体として前面と背面で全く異なる特徴を持ち，さらに体軸を対称の軸として躯幹部も上下肢もともに左右が相称的に分化しているところにある。したがって姿勢を診るときはまず両脚を平行に揃えて真っ直ぐに立った立位を基準とし，それを正面図ないし背面図として捉えるものと，側面図のものとを併せて調べる。正面図では緊張のため対象の軸から左右にどこがどのようにずれたり屈がっているかを，側面図ではタテ直の体軸線からどこがどのように屈がったり反ったり，屈曲・伸展しているかを明らかにする。

1）正　面　図

　緊張の特長を正面図からみると，頸の左右の偏り（頭が偏る），両肩が左右均等として水平線を引いたとき，実際には両肩が右肩上がり（左肩上がり）の斜線になるもの，右（左）肩だけが上がる（下がる）ものを調べる。躯幹部では胸椎の彎曲する人もないではないが，多くの人は腰椎で左右いずれかに屈曲する側彎を診ておく。それと連動するのが骨盤で左右いずれかへの傾斜を調べ

る。またたとえば右肩が下がっている人では右腰が釣り上がるように傾斜するというように，左右の同側が相互に引き合うように傾斜するのがふつうである。よく片脚が短いといってくる人があるが，大ていの場合，脚のせいでなく，骨盤の傾斜によるのがふつうである。脚では左右が全く同じように真っ直ぐに伸びてしっかり踏み締めていれば結構だが，片側は股や膝が反張で全体として突っ張り気味，ほかの側の股や膝が屈がり全体として屈曲気味ということが多く，そんな人では平行に揃えたはずの両脚の片足（突っ張り気味）が前に出るか，他の足（屈曲気味）が後に引けてしか立てないなどという場合もある。

2）側　面　図

　立位の姿勢を横から見ると，まず頭が上向きに反り気味なのはボンの窪（くぼ）が緊張で縮んでいるためだし，成人で頭が前に垂れ気味なのは頸が伸びているというよりも肩上部が前屈している故が多い。両者とも肩や背中までが前屈していると頭部にまで影響する。円背（猫背）や腰の後反りは注意してみてみると，意外に多いもので，頸や肩，腰に至る線上のどこかに凝りや痛みの訴えられることが少なくない。健康な若い人では腰の後反りで腰痛が多いが，高齢者や病・虚弱者では腰が前屈してお尻が落ち，股関節が前屈気味，膝も屈曲しがちになる。

3）全　　体

　人体は躯幹部から伸びる上肢と下肢が日常生活でもっともよく使用されるので，勢いそれら四肢の付け根に当たる肩と腰の部位に負担がかかるためか，余計な緊張や動きの不調がその両者にもっともよく顕れる。両者とも正面図では傾斜，側面図では前屈げ・後反りの形を執りやすいが，それだけでなく，たとえば右肩が下がればからだの中心を軸にして右なり左なりに捻れ（ねじ）を起こし，しかも，肩と腰とは相互に逆方向に捻れるものが多い。先に正面図で肩と腰が同側で相互に引き合うように傾斜することを述べたが，相互に引き合えば，肩と腰の間にある体側部分は圧縮されることになるが，単なる側彎・圧縮では済まず，肩と腰の相互間の捻れと結びついて，腰椎を屈曲させたり腹部を圧迫した

りして，特異な腰痛や便秘などさまざまな生理的な問題をも生み出しかねない。

E．体軸の硬さ

　体軸がタテ真っ直ぐに立てられるかどうか，体軸の所々に難しいところがあって，屈がったり反ったり，捻れたり，折れたりするような随伴緊張や随伴運動をするため，しっかり立てなかったり，さまざまに特有の姿勢ができてくることはこれまでみてきたとおりである。ところで，すでに述べたようにタテ真っ直ぐにからだを立てるというのを基準にして，一応はそれができているとしても，その体軸が安定しており，自由で柔軟な動作ができるということは，それだけこころの動きも安定・安心の状態で自由で柔軟だということになる。そこで，タテの姿位を例にとって体軸がどのようにしっかりでき上がっているか，どれほど自由で柔軟，しなやかに動くかを調べることにする。

　いま両脚を伸ばしていっぱいに開いた坐位で，前額を床面へ着けるように上体を前屈げしてどこまでどのように屈げられるかを診る。その姿位で上体を左右にどれほどしなやかに屈げられるかも試みておく。その際，屈げようと頑張って肩や背中に力を入れると緊張しすぎて躯幹部がうまく屈がり難い。その辺の力を抜いて腰の力を弛めながら，結果として前屈が進むようにするとよいようである。同じようにして腰を後ろへどれほど反らせるか，斜め前，斜め後ろへの屈げや反らしも診ておく。膝立ちなら腰を屈げたり反らしたりしないのは当然だが，さらに重要なのは股関節が左右に屈げられるかどうかを見る。できれば可動域いっぱいまでの屈げ弛めを目標にする。さらに膝から上の体軸を真っ直ぐにしながら，重心を左右いずれかの足に移して片足に乗れるか乗れないか，どこがいかに難しいのかを診ておく。ことによれば，図6のような片膝立ち（右足での膝立ち，他方〈左〉の足は前に一歩踏み出して前後を支える形）でどれだけ踏ん張れるか，どれだけ重心をその片膝に載せ切れるかを左右についてみる。立位では両足平行において真っ直ぐに立った姿勢と同時に，腰・脚・足がしっかり大地を踏み締め，足裏全体で均等に床面を踏み付けられるかを調べる。それには直立位だけでなく，膝や股，腰などをかなり深く屈げたり伸ば

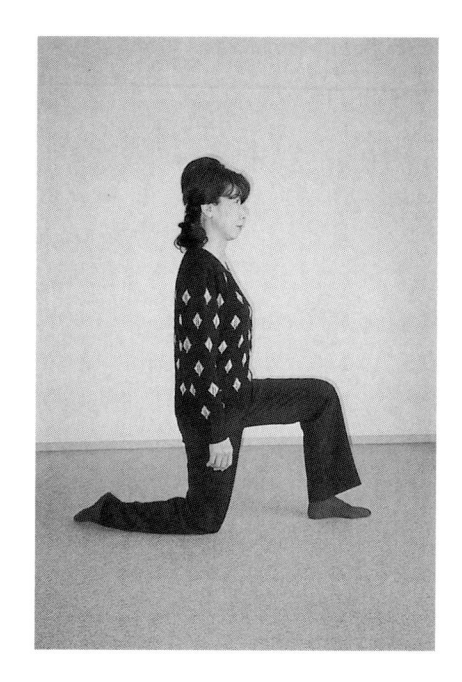

図6　片膝立ち

したりしながら，それら関節部位の柔軟性や体軸の安定性を診る。そのまま腰から上体の可動域いっぱいまで前屈げ・後反らしを試みる。両足を開いて躯幹部全体を大きく右廻し，左廻しをしながら左右差や硬さ，しなやかさを捉える。重要ないま一つは片足立ち。両足平行の立位で，片足で立ち，他方の足を床から離し，その拇指付け根を立っている足の内側の踝(くるぶし)へ着けるようにして片足立ち。全体重を片足に充分に載せ，立った片足上にある体軸がしっかり重心を支えていられるか否かを調べる。またその際，立位の安定性，タテ直の体軸維持の難しさ，姿勢の崩れの有無，またそれらはどこにどんな形で表われるかなどを確かめる。

4. 体験の捉え方

A. 限りなき接近

　主訴を聴き，初対面での動きの状況を診ながら，課題テストに援助テストを加え，不当緊張，動きの難しさ，からだをタテに立てて，姿勢や体軸の偏りや屈がり方を診，硬さや柔軟性，自由度などを調べながら，相手と自由に話し合い，その時どきの彼の努力の仕方，自分のからだへの注意の向け方，緊張や動きの感じ，立ってバランスを取る様子，難しさへの対応，それを乗り越える仕方，治療者に対する態度や応じ方など，その時どきの感じや感想を訊ね，そのつどつどの気持ちのなかから，動作に関するクライエントの体験の様式・仕方とか感じ方の特徴をおおむねつかんでおく。もちろん相手の体験や感じ方などというものは，本当のところ，他人である治療者や援助者にとってその真相は分かるはずがない。相手と全く同じ体験を実感として持つことはできないからである。だが，からだの形態や動きのメカニズム，緊張や動きの仕方などがほぼ類似しており，共通のことばや文化のなかに生き，同じような生活様式をしており，しかも努力すべき動作の課題を共有し，イメージ・パターンに合わせた現実の身体運動や緊張の仕方との関連などについて，両者が共通の基盤のうえで話し合えるのだから，全く分からないということはない。ある程度，あるいはかなりの程度までは分かるはずといってよい。少なくとも，こちら側の心構えとしてはできる限り相手との共感を深め，相手の体験に限りなく接近しようと努力することが基本になる。

B. こころが内側に向く

　日常の生活では人のこころが常に外界に向けられ，物理的環境と社会環境，ことに人間関係に大きな注意が向けられる。視覚を始め五官の認知からことばや知的な活動も，さらには自分のからだの生理的状況についても，それらは当

人の関心としてはほとんど外向きのものばかりである。注意・関心が外向きでなければ現実の生活が乗り切れないのは当然だが，その外向きの故に，足許（もと）が疎かになって，生きる実感を薄め，現実から遊離し，架空の想いに悩んだり，不安になったり，怖れ，苦しんだり，さまざまな心身の問題をさえ抱え込むことになりやすい。この，ともすれば空疎になりやすい足許を固め，現実の生活に立ち戻り，生きる実感のなかに身を置くような生活体験の仕方ができるようになるためには，人の心が外向きばかりでなく，それと同程度に，あるいはときにそれ以上の内向きにもなれることが重要な条件である。ところがどうしても外向きに捕われ過ぎるあまり，内向きが疎かとなり，あるいは無視され，さらには内向きになることが困難にさえもなっていることが少なくない。そんなこころを内向けにするため心理治療ではさまざまな方法が用いられるが，そのもっとも有効なものとして，動作を道具とするものが動作療法である。心理治療法のなかにはそんな動作を飛び越えて，いきなり当人の自己とか自我などという抽象的な主体概念のものへ直接こころを向けさせようとするものもあるが，動作療法ではもっと具体的で，当人にも実感として体験できやすい，動作という実質的活動を取り上げる。自体を動かそうと努力するとなれば，自分のからだの感じにこころを向けざるを得ないからである。からだというものは動かすべき対象だから自分にとっては外側にある客体であると同時に，日常の具体的な生活では自分と同じ内側に在って一体的・相即不離の自分自身として外界に対応する。この内外両方向への自由で適切なバランスの取れたこころの在り方こそ，動作療法の目指す接近の目標である。

　ところで，いま目の前にいるクライエントがどれほどこころを内向けにできるかをみるには，どんな動きでもよいので，ある動作の課題を出してみる。その実現努力をしながら，どんなふうに努力をしたのか，動かしていく感じはどうだったか，動いていく自分のからだの感じはどんなふうだったか，動作をしている自分自身をいかに感じていたのか，などを話題にしてみる。手や足の屈伸などではどうしても外見的な動きそのものにこころを奪われ，動かし・動くからだの感じや動かしていく自分の努力の感じが疎かになりやすい。それに対して，躯幹部の，ことに肩胛関節の挙げ・降ろしや外開きとか，腰の前屈げ・後反らし，背中の前屈・後反などは当人の眼に触れないこともあって，自体の

感じだけに注意が向きやすい。それでも，どうやって動かせばよいのか分からない，動かす感じが分からない，実際には動かせているのに，それを自分が動かしているという感じが分からない，動かそうとしているのは分かるが，動いているかどうかが分からない，動いているからだの感じが実感できない，などといって，動作の努力をしているプロセスにこころを向けるのが容易でないことが多い。また，動かそうとしているお目当て以外の動きや緊張が自分のからだのあちこちに出ており，なかには手足の動きとして明らかに当人にも見えているはずなのに，それに気がつかず，指摘されて見えてもいるのに，その実感がないなどということもある。随伴的な緊張や動きは当人自身が自分でそうしているのにも関わらず，それに気づかず，指摘されてなお実感できないというのは，自分がやっている意識下の努力そのものにも，またその結果緊張したり動いている自体にも意識的な注意が向かないか，向けきれないでいるためである。どのようにこころが内側，すなわち自分自身の活動そのものに向けられるか，いかに難しいか，どうすれば気づくことができそうかなどについて，おおよその目安をつけておくのが大切である。

C. 主 動 感

　課題動作をしようとしても，さてどうやったら自分のからだを動かしたらよいのか分からない人がある。もちろんこの人はそれまでほとんど何不自由なく手足を動かせていたし，今でも当然動かせるものと自信を持っているのに，このクリニックへきて肩の上げ下ろしや肩胛関節の外開きとか腰の前屈，背中の後反らしなどの課題をやってみたら，どこをどのように動かしたらよいのかまるで分からないとか，部位は分かるが，そこに自分では力が入れられない，力は入れているが，動かせない，途中までは動かせるがそこから動かなくなって，後はどうやって動かしたらよいか分からない，その後も動いているけれども，自分で動かしている実感がないなど，自分のからだなのに，自分で動かせないということは，ふつうの健康な人にでも珍しくない。躯幹部では動かせないところがいくらもあるのが珍しくないが，それよりももっと自由に動かしやすい手腕や脚足でさえも，動かせなくなることがしばしばである。最近になっ

て動かし難くなったという人のなかには，始めから動かせないものと決めてかかっているひともあれば，痛くて動かせないからといって動くのを拒否する人もある。このごろ自信がなくて滅入っているなどという人のなかには，ある程度からだが動くのに，自分で動かしている感じがしないというばあいもあれば，実際に課題努力をしていることはこちらに分かっているし，現実にはからだも確かに動いているのに，また，それを現実に自分の目で見ておりながら，それでもなお，そうした動きを自分が実際にやっているという実感の持てない人があるかと思えば，その動きは自分が動かしているのでなく，誰か他人なり何かの力によって動かされているという被動感を持つ人もある。

　肢体不自由の人は別として，ふつうの人なら，自分のからだを動かすのは当たり前のことであって，あたかも動こうと思うだけで自然に動くもののように考えられている。したがって，からだを自分が動かしているという主動感などというものを特に感じようなどとすることもない。それが何らかの事故とか事件で心身の活動が変調してからだの動きが悪くなったり，不自由になったりすると，思うように動かせないでいる自分の不甲斐なさを実感して，主動感のありがたさを改めて見直すことになる。そうした身体的障害や心理的なショックなどはなくても，気持ちが落ち着かず，不安や不満，変調や不調・悩みや混乱，怒りや怖れ，そのほかさまざまな心理的問題の故に，この主動感が低下したり，なくなったりすることがある。しかもそうなっていながら，日常生活ではほとんどそれに気づかないままでいるのに，課題テストや援助テストの条件下で始めてそれが明らかになることも少なくない。そう言えばなんだかからだが重かったとか，動きにくかった，痛みが出そうなのでついつい庇(かば)うようにしてきた，突っ張る感じがしていたので無理しないようにしていたらだんだん動きの幅が狭くなってきていたなどと，後になって振り返ることになるのがふつうである。いずれも，もともと動くはずの自体を自分が動かそうとする主動感よりも，からだが動かない，動かせない，自分は動けないものという，いわば他人任せ，からだ任せで，しかも自分で責任を持って動かすだけの力がない，動かすのは無理だ，不安だ，怖い，などというふうに，主動努力を避けようとしているばあいがある。からだのどの部位のどんな動きに自信がなく，いかに主動感が持てないかを診ながら，実際には動きがどのようにできるか，難しい

かなどを調べてみる。

D. 自 体 感

　自分のからだの感じが分からないという人は意外に少なくない。自分のからだということは分かっているにしても，そのからだに改めて注意を向けてどんな感じですかというと，どこかある部分の温かいとか冷たいなどというのは分かるにしても，全体としての自分のからだという感じがはっきりしない，そのからだが今・ここに在るという感じが曖昧というだけでなく，からだに力が入らないという無力感，雲のなかに浮かんでいるという浮動感，動かそうとしても動かないという不動感などもある。自分のからだなのに，自分のからだという感じがしない，自分が実際に動かしているのにその動いている自体が自分のからだだという実感がないなどということもある。自分のからだを動かしてみましょうといっても，肩や背中，腰や股などを動かしてみると，部位によって動かせないのはその部位がよく分からないからとか，動かせるがその部位の感じが分からない，その部位が自体のどこにあるのかも分からない，などということもある。

　不当な緊張や痛みのために自体をうまく動かせない人に，どこをどんなふうに動かしているかを訊ねても，その部位の感じが分からない，動かす感じもダメというのがほとんどである。頑張れば一応は動かせる人でも，あるいはさらに，ふだんなんでもなくからだを動かしている人でも，「自分のからだの感じは？」と聞かれて，初めて自体に注意を向け，そういわれると感じがはっきりしない，それが自体のどこにあるのか分からない，どこに注意を向けたらいいのか分からない，という人が少なくない。動かせるんだからそんな感じなんかどうでもいいじゃないかという人に，眼を閉じたままで動かしてごらんというと動かせないことがある。視覚だけを手がかりにしている人は閉眼で動かせなくなる。こうして自体感のはっきりしない人のなかには，自分のからだに注意を向けることに慣れていない，自体や動きの感じを感じ取るのが下手，余計なことに気が散って自体に気づかないなどという感じの人が多いが，なかには自分のからだを大事に，大切に，無理を避け，無用な詮索をせず，余計な刺激を

しないように，いたわりいたわり，そっとしておきたい人や，自分のからだを感じたくなかったり，積極的に無視したり，受け容れることを拒否しているというふうにしか推測できないようなひともある。いずれにせよ自体の感じが分からない，曖昧，部位が分からないなどという人に，改めてからだの動きの感じ・動かす感じ，動いていく感じなどに注意を向けさせたときどんなふうにからだに対応するか，どうすれば自体を受け容れやすくなるか，どんな感じでからだを受け容れれば動きがよくなるのかなどに一応の見当をつけておく。

E. リラックス感

リラックスしている感じが重視されるのは，不当な緊張を弛めるというところにある。その不当な緊張といえば，一般にこころが不必要・有害なふうに緊張するものと思われている。しかし，本当にこころが不当に緊張するということがあるのかと問われれば，筆者は疑わしいというか，あるいはそんなことはないのではないかと考えている。もしも筋群やからだに全く何の緊張や突っ張りの現象もない場合，あるいは筋弛緩剤などで生理的に弛緩しているとき，人はそれでもこころだけの活動で緊張という感じなり体験なりを経験するだろうか。もしもそうなら，マッサージとか，按摩や鍼・灸，精神安定剤や緊張を弛める薬剤などが用いられる根拠はなくなってしまう。それにも関わらず「あのときは緊張した」とか「試合の直前には緊張する」などというように，緊張感という体験は日常，ある場面では誰でもが経験する疑いもない事実である。この緊張の感じは自分の筋群ないし，からだの生理的な緊張の感じないし体感であることも間違いない。しかも，そんな筋緊張や身体緊張を生じさせているのが当人自身のこころの活動であることもまた間違いない。からだの動きや生活に必要・適切な筋緊張を生じさせるにはそれなりに自体へ働きかける安定・的確なこころの活動がなければならないし，そのこころが不安定で落ち着かず，迷いや落ち込み，あるいは混乱・動転していたりすれば，不当・有害な筋緊張を引き起こすようにしか自体には働きかけられないに違いない。こう考えると，緊張という心理的な体験は自分が働きかけて生起させた生理的な筋群やからだの緊張している状態を，当人が身体感覚として改めて感受・体験してい

る，という関係なのではないかと考えられる。当人のこころがからだを緊張させ，その緊張状態をそのこころが感受して，それに落ち着きを失ったり，驚いたり，仰天しているということも，けだしまたあり得るところである。彼のこころがそうした緊張を自体に起こさせるような活動状態にあったため，自体の緊張した筋群やからだの感じを感受した彼のこころが，いっそう輪をかけた形で不安定となり，あるいは動揺・混乱する羽目に追い込まれるということも当然である。そんな気持ちにあるということは，そうでない，いわば平静・安定した状態からみれば特殊・特異な，あるいは非日常的な，落ち着きを失い，不安定化し，または動揺・動転した体験にあることも，また疑いないところである。いずれにせよ，からだの緊張や動きは主体のこころと一体化していることだから，彼の気持ちを診るのには，まずからだの緊張状況をみるにしかずということになる。それをことばで訊ねても適切な情報にはなりにくいからである。

　ではそれと対峙するリラックスということはどうであろうか。それは緊張を弛めるという他動詞と自動詞だが，ここでは自分で自分の緊張を弛めるという自動詞として考える。弛めるのは当人の緊張しているこころを弛めるというふうに一般には考えられているが，上述のような理由でそれは成り立たない。したがって，弛めるのは自分のからだであり，そうして弛んだからだの感じがリラックス感ということになる。この場合，自分のからだを弛めるには，まず目指すからだの部位ないし全身に力を入れて緊張する。その緊張した感じを明確化して充分に味わった後，それをすっかり消し去っていく感じが出るように力を抜いていくという，ジェイコブソン（Jacobson, E.）の自己操作コントロール（self-operations control, 1964）の方法がもっとも一般的かつ有効である。ところで現在，一般常識として行なわれているのは，こころを静め，安心，安静の気分になるとか，精神を統一するというように，自分のこころに働きかけて，こころの緊張を弛めようというものがあるが，それには必ずからだを安静に保ち，緊張を弛める方法が付随しているのがふつうである。このからだの部分を除いてこころだけで自分のこころを弛めようというのはふつうは容易でない。ところが，ジェイコブソン流でもいいし，それ以外でも精神統一のようにからだを弛めながらのものでもいいが，そうした方法でからだを充分に弛め，

その弛んだからだの感じ，すなわちリラックス感をしっかり感じて明確化できるようになった人なら，その後，そのリラックス感を呼び起こして実感的に感じられるようになると，その感じの出ているときには同時にからだの方も実際にリラックスできるようになり，そのからだの弛んだ感じがまたこころのリラックス感を強化することが分かっている。

　このリラックス感は，全身のあらゆる関節部位の伸筋・屈筋で調べられるが，大きく躯幹部と左右の上・下肢の5部分に分けたり，全身を一体として緊張‐弛緩の努力をする（成瀬，1988）方が有効な場合もある。したがってインテークの段階では，まず目指す自体の部分なり全体なりに思うように力を入れる感じが分かるか，力を入れているからだの緊張の感じが分かるか，その力を弛められるか，その緊張を弛めるに連れて減退・消滅する緊張の感じが分かるか，その減退・消滅する緊張感をさらに弛めていく感じ，すなわちリラックスしていく感じ，さらには充分にリラックスしている感じ，などがどこまで，どれほど体験として経験できるかを確かめておく。

F. 安 心 感

　ほかの療法と違う動作療法のもっとも顕著な特徴の一つは，たとえば肩なり背中，腰など主として躯幹部を動かしながら，その部位の緊張を弛め，あるいはリラックス感を感じたり，自分で動かしているという感じを体験した人のほとんどは，たとえ最初回の動作セッションにおいてさえも，こころがとても落ち着いて，安心した気持ちになりましたと，その体験を語るのがふつうだということである。冨永良喜（1995）は，阪神・淡路の大震災の後で心理的な傷を負ったPTSD（外傷体験後ストレス障害）といわれる多くの人たちのための動作療法の経験から，この安心感という体験が心理治療においてきわめて重要な治療体験であることに注目した。筆者もその場で同じ経験をしたが，その後この体験についてふつうの動作療法においてもかなり早い時期からこの体験が経験され，それが動作療法を継続させるきわめて大きな動機づけになっているといってよい。すなわち，この安心感はPTSDのような非常事態だけでの問題でなく，平時におけるふつうの心理治療においても，見逃すことのできない治

療体験といわなければならない。

　心理治療を求める人は，多かれ少なかれ恒常的に緊張しており，気持ちが落ち着かず，心身ともに不安定で，それが悩みや迷い，不安や不満，焦りや懼れなどの感じを実際以上に増幅・強化しやすい。そのため動作法によって自分のからだの感じをジックリ味わい，自分が主となって積極的にその自体に働きかけながら，改めてリラックスする感じに浸ることができると，からだとこころにおけるそうした感じの統合された独特の体験，すなわち心身の安静・安定した深い安心感を経験しやすくなる。この感じは第一回目から報告されやすいが，さらにセッションを重ねるごとに，毎回改めて新鮮な体験として経験され，そのつど安心感が深まり，それが拡がって，治療効果をいっそう高めていくことになりやすい。

　インテークの段階では，動作を何もしない状態で安心感を訊ねても，適切な答えが返ってくるはずがないので，できればさっきの例で挙げたような肩なり背中なり，腰とか頸などのどれでもいいから，一つの課題を選んで，できるだけ充分にリラックス感の味わえるような援助をしてみる。その時点でのできる限りのリラックス感と併せて自分のからだの感じにも落ち着いてよーく浸っていられるようにしていると，大ていはジックリと安心感が味わえるものである。この感じを元にして，その後のセッションにおける安心感の味わい方の深まりや変遷をみていくと，治療進捗の状況が捉えやすくなる。

G．現実感

　動作はことばと違って，自体という物理的・生理的なカプセルを駆使して，現実にからだの動きを実現しなければならない。ことばはそれを発すれば，いわば言いっぱなしで，その論理的な正否は問われても，内容についてその現実性の検証ということをその場で問題にされることはない。ところが動作では，意図ないし課題がその通り実際に動きとして実現されるかどうかという現実性がその場で明らかになる。したがって，からだを現実に動かさねばならないし，それもただ動きさえすればよいというわけでなく，その動きは理想や希望，思いつきや気まま・勝手なものでなく，意図通りのものでなければならな

い。したがって，それを実現しようというとき，主体はまずその意図なり課題が自分にとって実現可能か否かをまず現実的に自らに諮（はか）らなければならない。できるということになれば，そのための努力を現実の問題として押し進めなくてはならない。それもひたすら実現するためだから，その努力はいつでも現実性の検証をしながら進めていくという心構えが必要である。この現実検証をいつでもしているという感じ，ないしその心構えで努力しているという実感が現実感である。

　自分のからだを動かそうとするとき，現実に動きができるように自体に力を入れているか，本当に意図通りにからだが動いているか，いくらかずれている，予定コースから外れたなどという動きをきちんと捉えているか，そのときの力の入れ方がいかに誤っていたかが分かっているか，動作に誤りをもたらした自分の努力の仕方を実感しているか，それを現実に修正するためにはどうやればよいかが実感として現実に分かっているか，そのためにどんな力の入れ方をするのか，それで実際に修正はできるのか，誤りなく動かすにはどうすればよいかが実感として分かっているか，などクライエントの現実感の状況を援助者が自分で推測・判断することになる。こうして，動作努力の全過程にいつも伴っているはずのものが現実感であり，覚めた意識下でのいわゆる現実検証の努力がどの程度しっかりできているかは，これからの援助を考える場合の重要な目安になる。

H. 存在感

　意識的なことばを自由に多く語り，意味・内容の理解が進み，理性的な判断ができれば自己の存在が実感できるという考えは欧米に広く行き渡っているように思われる。「我思う，故に我在り」ということばに代表されるように，「思う」だけで自己の存在が初めて確かめられるというならば，思う以前には自分という存在は確かでなかったのだろうか。そんなことはあり得ないのであって，すでに緊張や動きという動作をしているとき，主体はそれなりの主発的・主動的で，かつ適応的な活動をしているということは，たとえ新生児であろうと，からだと動作を通してそれなりに自分の生きて存在する実感は持っている

に違いない。ただわれわれの成人した感じ方とは異質かも知れないとしても，外界からの刺激や原始反射運動の様子などから推測すれば，むしろわれわれよりもはるかに実感的・感動的な生き生きした存在感を体験しているのではないかとさえ思われる。もっと長じて，意識的な活動ができ，ことばを獲て自らの生活感をことばで表現でき始めるとしても，自分の体験について充分に意を尽くすにはその言語化が未熟・不備のため，彼らの活発な生き甲斐や新鮮な存在の実感がわれわれにはそのままは伝わり難いだけではないかと思われる。さらに年を経て生活も多彩で豊かになり，ことばも豊富でしかも複雑・微妙，社会関係も懸命・多忙となり，いよいよ"思える我"になった暁には，むしろ生きるとか生活するということに慣れ過ぎて，その存在すらも当然のこととして疎(おろそ)かになり，看過ごされ，忘れられやすくなっているというのが実状ではなかろうか。

　さていま，存在を改めて実感するのに，デカルト風に"思う"場合と"動作する"場合とを比較すれば，存在の体験の違いが明白に浮かび上がってこよう。ここでは自体を動かすことによる存在感について，もう少し詳しく眺めてみる。いまある動作を課題として，その努力を始めるとき，最初に行き当たるのは，動かすべき自分のからだという実体の存在である。これを動かすとなればそれに必要な力を入れなければならない。入れる力の感じ，その力で動かしている自分の努力の感じ，さらに動かしていく自分の力とそれによって動かされ・動いていく自体の感じ，途中で生じる抵抗やコース外れの感じ，それを修正する自分の力と努力の感じ，元のコースに戻って再び動かし・動いていく自分と自体との関係の感じ，動き終えて停まった自体と・動かし終えて力を抜き，やれやれという成功の感じなど，すべてそれらは自体と自分との間の生き生きとした交互作用の実感である。この動作の間に必要に応じて補助・介入する援助者の力にこれまた直接に対応する自体と自分の力や努力の感じと相互作用の実感が生まれる。こうして自分のからだの存在，動かしていく自分が今・ここにいるという実感，動いていく自体，目指す動きでなくなる実感，動きを修正・努力する自分自身の活動の感じ，目的を達成し終えた自体と自分が只今ここに在るという実感，援助者との交互作用の感じなど，これほど確かな自分自身とその活動の存在感はほかの方法ではとても得られないはずである。にも

かかわらず，そうした感じが持てないとか，頭では分かっているのに自分の体験としては実感できない，意図通りにからだが動いているのは目で見ていて分かるが，それを自分が動かしている感じがしないとか，そのからだの動いているという感じが分からない，などというように，現在只今ここでの存在感が感じ取れないことが少なくない。インテークでは，どういう動きのとき分からないのか，どんなふうに感じているのか，実感にもいくらかの程度差があるとすればどんな程度か，そうした存在を実感するにはどうすればよいか，こちらからの介入でどのように，どれほどその存在感が変わりそうかなどについて，ある程度のまとめをしておくことになる。

1. 自 己 感

　心理臨床では一般に自己ということばが用いられるのに，動作ではそれでなく，主体ということばを用いている。この機会にその辺の事情を明らかにしておきたい。自己という概念は立場によってさまざまに定義されるが，一般には，主体によって対象として経験され，客体として認知され，他者とは区別された自分自身を指すものとされている。したがって，人生のさまざまな経験や認知を経て徐々にでき上がってくる自分自身についての体験だから，意識的な活動ができるようになり，知的，言語的な生活が重要な形成の基礎になる。筆者も，以前からこうした自己概念のでき上がることが心理治療におけるもっとも重要な目標であると考えていたので，その立場からさまざまな治療のメカニズムに言及してきた。しかし動作法を心理臨床に適用し，心理治療の道具として実地の経験を重ねるうち，考え方が変わってきた。というよりも，変わらざるを得なかったという方が当たっている。そうした自己概念を扱わなければ心理治療ができないのかという問題で，答えは明らかに「ノー」であったからである。それでは何が変わるのかといえば，主体の活動の仕方というほかないという結論になったからである。意識活動やことば，知的・理性的な活動は確かに重要な要因に違いないが，心理治療においては，それ以外の要因はないかのように捨象し去るのは，見解が偏りすぎるということを思い知らされたからである。ことばや意識・知的理解を主たる方法とせず，からだを基盤とし，生け

る努力と動作という活動が心理治療できわめて顕著な効果を持つという経験の前にはこれまでの立場を大転換せざるを得なくなったのである。それではそうした生ける活動の主役を何と呼んだらよいのかということから結局「主体」になった。この主体という概念についてはすでに述べたように生きる努力をし，動作をし，行動を起こし，意識や認知についてまでも，それらの活動を独りで担っている主役，すなわち，からだの持ち主であり，生きとし生ける人間活動の中核に対してこの名称を冠することにしたのである。

　こうした経緯にもかかわらず，なお自己についての体験を重視するのは，動作法のなかでやはり自己感，すなわち自分自身についての体験や認知の仕方が著しく変化するという臨床経験からである。意識やことば，自分についての認知や理解について，ことさらにそれを話題として取り上げたり，面接の主題にしたり，あるいは言語化することを目指すわけでもないのに，自分のからだを自分で動かしているうちに，自分という存在とその在り方，自分という活動体とその活動の仕方，相手との人間関係とその在り方，動かし動いている自分自身とその生き方などをジックリと体験し，さらには新たに自らを体験し直す機会を得ることができるようだからである。そうした自己感をそのままことばで表現するのを聴くということは，ここで中心に置かない。それに話題を向ければ，それ自体，ことばとその意味が中心になるし，動作法で得られる体験をいきなり言語化しようとすれば，動作中の貴重な治療体験が希薄化ないし消滅しかねないからである。にもかかわらず，努力の状況，動作の仕方，援助介入への対応の仕方，動作に伴う体験の仕方などを通して，彼の自己感の様子を推測することはできる。不当な緊張や痛みに戸惑う自分，適切に努力している自分とその仕方，動かし切れないでいる自分，誤って動く自体を見て適切に対応できる自分，課題を途中までしか実現できない自分，相手の援助介入に対して対応を迷う自分，相手と共感しながら強調して課題が実現できる自分など，最初の段階からできるだけ注意して推測・把握しておきたい。動作のプロセスではどの瞬間，いかなる時点ででも，主体は常に自分を対象化でき，自分自身を客体として捉え，自己感を実感的に明確化していくことができるし，さらに，治療的な動作の進むに連れて，クライエント自身が自らの自己感を，訊ねもしないのに，積極的に話題にしたり，その変化・変容を具体的に話してくれたりする

ので，むしろほかの方法よりも捉えやすい。

J．お任せ感

　すでに動作療法における治療関係のところで述べたように，お任せには相手にお任せ，自体にお任せ，および無意識にお任せ，ということが効果を左右する重要な治療体験になる。動作療法では，クライエントが自分自身の努力で自体を動かし，そのプロセスのなかでさまざまな治療体験を経験することによって，自らよくなっていくという自己治療がその本質だが，それが始めから容易にできるようなら，治療者はいらない。ここで治療者の役割は，課題を出してその実現努力を援助するというのが，手続き上の条件だが，その動作を進めていくという過程もやはり治療のための手段であって，その中心的なねらいはその過程のなかでクライエントが望ましい治療体験をなるべく多く，しかもなるべく早く，経験できることである。そこで治療者に問われるのは，治療に必要，有効，有用な体験をなるべくたっぷりと経験できるようにクライエントを援助することである。その治療体験のうちでどうしても欠くことのできないものとして挙げられるのがここでいうお任せ３条件である。先にも述べたように，この療法を絶対的なものとして信じてやってくるなどという人は始めから有り得ないのがふつうで，疑いながら，ためらいながらも，それでもなおこの方法に賭け，その援助者に任せてみよう，そのためにはこれまでの自分を離れ，今までのわれを忘れた状態で，課題通りに動かし・動く自体に対面し，意識にのぼらない生(なま)のこころの赴(おもむ)くままに任せるほかはないという気持ちにどれほどなっているか，どれほどなっていけそうかを占ってみようということになる。

　インテークの始めからこんなお任せができるということはまずほとんど考えられない。ただ，最初に「からだをこんなふう（課題）に動かしましょう」といわれて，クライエントがどんな対応をするかによって，まずはどんなお任せになるか，初めての手がかりはつかめよう。始めからそんな動作なんてやる気ないよと構えている人，やったことがないからできないと最初から投げている人，やってみるかともったいぶって始めたところ，できないのですぐに止めて

しまう人，スンナリとやる気になって難しいながらも頑張ってみる人，難しいですねといいながらいろいろ工夫したり援助者の助言を求める人，頑張ってみるから手を貸して下さいという人，できそうなのでからだの感じが分かるように手伝ってくださいという人などさまざまだが，そんな対応を通して，お任せの状況を捉えていくことになる。最初から傍観者のようにテスト的に評価するというのでなく，助言や手助けなどで課題の努力を援助しながら，いっしょになって課題動作を進めていくなかで，徐々にこちらの援助を受け容れられるようになり，援助者へのお任せができるようになってくる。さらに動作に慣れ，要領も分かるようになるに連れて，自分のからだが信頼できるようになり，自体へのお任せや，意識的な自分のやり方へのお任せもでき始める。そのうち，全面的なお任せに対する意識的な警戒や防衛，不安や怖さなどの感じも収まり，意識にはのぼらない自分への信頼感が育ち，自分自身の意識下的な努力の仕方に身を任せられるようになってくるものである。したがって，援助者としては，最初からクライエントにお任せということができるものとは考えず，そのうちだんだんにできるようになるものと考えて，気長に待つ気持ちが必要になる。

5. 見立て

A．現状からの出発

　不安や悩み，迷いや焦り，困難や怖れなどの気持ちを全く持たないという人はないので，それがあっても，何も異常とか病気などということではない。ただ，それが昂じて日常生活が困難になり，しかもそれに自分独りでは適切な対応ができず，どうやっても処理しきれないので，専門家に援助を求めるほかはないということで心理治療を受けることになったものということになる。すなわち，生活体験の仕方に不調や困難があって，その援助をしようとするのが心理治療だから，そのためにはまずそのクライエントがどんな治療体験を経験すればよいのか，そのためにはいかなる援助をすればよいのか，そのためには治

療セッションで何をどうすることから始めればよいか，その進行に伴ってどのような援助をすることができるかなどについて，おおよその目安をつけるのがここでの見立てとしての作業である。

　心理治療における見立てといえば，そのもっとも一般的なやり方は，まず主訴をもとにしてこの人の不調や困難の原因を探り，その原因を取り除けばよくなるものという医療における生理的・病理的なやり方に従うべきものとされてきた。それには現状をもたらした原因があたかも外傷や病原菌などによる組織の病変のように，明確かつ一義的な関係で認められるはずという前々世紀以来の医学的思考法によるものであった。だがそれは生理的・身体病理的な医療においての話であって，心理的な問題の場合にはそれほど一義的な関係で捉えられるとするのは無理である。

　また，過去の外傷体験というのも本当は確かでない。現在の所それが気になっているということはあり得ても，長い人生でそれ以外の嫌な体験・ショッキングな出来事が全くなかったなどという人はまずいないからである。いくつもいくつもの外傷体験を経験しながら生きているのが人生だから，ある一つが軽減されても次々とほかの体験が現れるのがふつうだから，そのうちのただ一つだけを取り上げること自体が前世紀の医療観の遺物としか言いようがない。たとえ過去の外傷体験といわれるようなものが間違いなく原因だったとしよう。たとえその過去の原因なるものを省みる現在の見方・感じ方を変えることはできるとしても，原因そのものを過去に遡って取り除くなどということはできようはずがない。その意味で心理問題においては，原因論も原因除去説も，単なる願望にしか過ぎないので，ここではそうした従来の心理治療論には与しない。原因や過去を全く無視するわけではないにしても，それらに捕われることなく，もっと大切なクライエントのこれから先の生活のために，現在只今このところで，このセッションでどのような援助ができるか，ここでの体験が彼にとって必要・有効・有用な治療体験になるためには，現在のこのセッションでどんな援助をすればよいのか，できればさらにその後のセッションでの望ましい援助の在り方にまでも，ある程度の見当をつけることになる。

B．動作と体験を手がかりに

　具体的にはまずこれまでに診てきた動作の特徴から，何を為すべきかの手がかりをつかむ。入室時の歩き方や姿勢，面接時の態度や時折り見せる随伴運動などから，まず彼の緊張の様子を診る。もっとも目立つのは何といっても姿勢である。次いで肩回りと腰の辺りである。姿勢は体軸がタテ直の形態から逸脱する関節部位には必ずそれなりに習慣化ないし慢性化した随伴緊張のある証拠である。また肩回りというのは頸・肩から背中・腕にかけての緊張だし，腰の辺りというのは背中・腰から股・脚にかけてのそれで，姿勢の場合と同様，それぞれの関節部位に蟠踞(ばんきょ)する不当な随伴緊張の故である。もちろん不当な緊張はそれらの部位に限られず，全身どの関節部位にでも現れるし，それが緊張や動きを歪めたり妨げたりもしやすい。上肢では肩・肘・手首・手掌・手指などの，また下肢では股・膝・足首・足裏・足指などの関節に，多くは動かなさ，動かし難さとして現れやすいがよく見るといずれも不当な緊張の故だから，動かすことを通してその緊張を弛められるような援助をする。そうした緊張や動きの適否や不調をみるには，「その緊張を緩めなさい」といってもできっこないので，その部位を屈げる・伸ばすとか捻るなどという課題を出してテストし，自分だけではうまくできないようなら他動的に適当な補助なり介助なりによって，その抵抗なり硬さなりの程度と併せて調べる。それによってまずどの部位の，どんな動きから始めるか，そのときどんな援助から進めて行くかのおおよその目安を付ける。多くの場合，肩の回りか躯幹部など，からだの中枢部位の動きから始めて四肢に至るのが進めやすいが，ときには手先や足先のような末端部位から始めて有効なこともある。それらはまず始めてみて，その状況に応じて適切に対応をすることになる。

　さてこうして動きの課題努力を始めてみて分かるのは，たとえば背中を反らせるという課題の努力をしようとしても背中は動かず，代わりに腰が反ってしまう人に，「腰は動かさないで背中を反らせましょう」といっても，腰を自分が動かしているのも，背中が動かせていないのも分からないことが多いということである。背中と腰の概念は分かっているのだが，自分のからだの背中が腰

と混同しているとか，自分の背中がどこでどんな感じで動かせるのか分からないということも少なくない。腰は動かさないようにしているといいながら，やっぱり動かしてしまうということもある。いずれも自体のその辺りの自体感が分からないか，曖昧なためである。またその場合，自体を動かすという意味での漠然とした主動感はあるが，背中とか腰という特定部位を動かすというはっきりした主動感はまだ充分ではない。しかも動かすべき背中を動かしているという感じだけがあって，現実に動かしているかいないかの確かめができていないし，同様に腰は動かしてはいないという感じだけはあるが，現実には自分で動かしているというように，現実検証の仕方が不充分ないし未熟で，感じとしては現実と思いながら，それが実際には「実」でなく「虚」なる現実感であったわけである。こうした虚なる現実感からは本当の存在感は生まれない。たとえ実感的な現実に思えても，それが「虚」であることが確かめられ，「実」の現実感が明確に体験できるようになるにはまだしばらくの実体験が必要である。こうして動作セッションの経験を重ねるうち，しっかりと腰は動かさないように制御しながら，背中は確かに動かせるようになってきたときには，それと同時に，あるいはそれ以前に，その関節なりからだなりを動かすための主動感が持てるようになり，その部位についての自体感がしっかり分かるようになって，自分が今まさにここに生きて実体的に存在する自体を自分で動かしているという現存在の実感も体験でき始める。確かに動いているという「実」の現実感を以て自体へ働き掛けられるような体験ができてきたことを示しているといってよい。

C．見立ては仮説

いずれにせよ，こうした不当な緊張や動きは物理的・生理的な原因というよりもむしろ当人の不安定な気分，情動や感情の不調，偏った生活体験の仕方など，こころの持ち方・生き様などの表現としてそのからだに表われているものであると同時に，またそのからだや動作の偏りが再びまた当人の気分・体験の仕方に二次的に少なからぬ影響を及ぼし，体験の仕方と動作の仕方とが輪還的な相互関係を維持している。この連鎖関連を断ち切るためにできるもっとも効

果的な援助としては，彼の動作のプロセスに介入してその仕方の変化を促し，それに伴う体験の仕方・生き方の変化が治療体験につながるような働きかけが必要になる。自体感や主動感，現実感や存在感などは自体を動かし・動いてみればすぐに体験できそうな気がするけれども，実際に動作のセッションをしてみると，なかなか容易でない人が少なくない。そうした感じにジックリと注意を向け，からだと動作の微妙な変化・変動の状況を感受しようとよほど努力しても，なお分かりにくい。ふだんの自分の，しかも外向きのやり方，感じ方から離れ切れないからである。そこを乗り切るには援助者とその援助にまずはお任せできなければならないが，その援助がよほど適切でないと，そうやすやすとはお任せできないのがふつうである。それができてからの話だが，自体と自分にお任せできるようになる頃には，そこまで程度で，よくなりましたなどという人が増えてくるものである。

　いよいよこれから動作法によってクライエントのための心理治療的な援助を始めるに当たって，さて何のために，どんな援助から，どのように進めていこうかという最初の計画を立てるのがここでの見立てということになる。いったん定めた以上，それ以降のやり方は厳密にその通りでなければならないなどといえるほど，心理現象は単純ではない。もちろん"黙って坐ればぴたりと当たる"とまではいわないにしても，心理治療者を任じる者のなかにはそれに似たような態度の人もいないわけではないが，そんなふうに最初から絶対に誤りなく厳密な見立てができると期待すること自体が始めから不適当というほかない。そのクライエントのための最初の見立ては，インテークという時点とそのときの援助者の見方・働きかけによる動作と体験，およびお任せの状況だけから差し当たって得られた推測による仮説にすぎない。仮説である以上，これはその後の事実によって確かめられなければならないものだから，とにかくその仮説に従ってまず援助を始めることになる。その様子に従って推測通りその仮説で進められるなら結構だし，修正が必要なら途中でそれを改めるなり，新しいやり方に変えるなり，あるいは動作法以外のより適当と思われる治療法に切り替えることをも視野に入れながら，差し当たっての見立てをすることになる。心理治療は一般にそうあるべきものだが，とくに動作療法における見立てというのは，最初に誤りなき決定版を作らなければならないというのでなく，

これまでのところからまず仮説的に見当をつけ，それを実際のセッションで試してみる。その経験を手がかりにして，始めの見立て通りに，あるいはそれを補い，または修正して，再度それを試み，その実際の経験から，さらに改めるところは改め，援助者が，最初の見立てからそれが推測であることを明確にしながら，セッションごとにその場でのクライエントとの間のやり取りと動作の状況から相手の体験の変化を推測・確認して，それ以前の見立てをそのまま，あるいは修正，または見立てそのものを全く新しいものに改めたりしながら，治療・援助のプロセスを進めていく。すなわち最初の見立てから現場の事実で確かめ，また見立て‐確かめ‐見立て‐確かめという手順を踏みながら，援助が進んでいくことになる。

VI

動作療法のプロセス

1．動作訓練から動作療法へ

A．動作訓練でも治療効果

　動作療法は最初から心理治療法として出発したのでないことは本書の最初に述べた。肢体不自由児・者の不自由改善のための研究が発達していくその途中で，この方法がどうやら心理治療に非常に有効らしいといういくつもの経験の報告が相次いだ。それによると比較的短期間内にビックリするように心理治療の効果が挙がったとか，それまで伝統的な方法でどうしてもうまくいかなかったクライエントが，動作法で効果が挙がったなどというさまざまなケースがあって，仲間たちの間でもう少し積極的に心理治療法として検討したらどうかという話が持ち上がってきた。にもかかわらずそれを真正面から心理治療法と呼ぼうというには強いためらいがあった。なぜこんなに顕著な効果があるのか，何がどんな治療効果をもたらすのだろうかなど，その理由がほとんどまったく分からなかったからである。からだを動かせるようになるだけで心理治療の効果があるなどということがこの世に通用するはずはないし，まさか筋力が強化されたり，生体内の血の巡りがよくなるからなどというわけにもいかないからである。そのうち気づいたのは，脳性マヒなどの肢体不自由児・者の動きがよくなるに連れて，それまで稚なくて弱々しかった表情やしぐさが急速に変化して逞しくなり，行動全体も，からだの健康状態も著しくよくなるというこ

とであった。この人たちにその内省を訊ねると，物事の感じ方，生活体験の仕方，生き方，人間関係の在り方などが大きく変化していることであった。そこで分かったのは動作することそのことが単なる身体運動でなく，同時にこころの活動，体験の仕方，主体の生き抜く努力などが動作することを支えており，動作の変化がそうした体験の仕方の変化なしには起こり得ないということであった。その視点で心理治療のクライエントを診ると，動作の変化と生活体験の仕方の変化は同時同根である主体の生き方の変化からくるものと考えざるをえなくなった。その頃までには心理治療の効果に関する報告はさらにいっそう多くなってきたので，それらの場合，どのような体験の仕方やその変化が認められるか，推測できるかを検討してもらったところ，浮かび上がってきたのが，先のインテークのところで挙げた主動感・自体感・存在感などさまざまな体験の仕方の変化ということであった。そんな経過を経て，やっと動作法による心理治療が現実に可能であるだけでなく，その治療メカニズムについても理解可能な視点と独自の理論的な立場を持ち得る動作療法が産声をあげ始めた。

B．動作療法に取り組んでみて

　動作療法として真正面から取り組んでみると，最初に思っていたようなそれまでの動作訓練がそのまま通用するというのは間違いで，もっと違った方法論の必要なことが分かってきた。動作訓練でも動作療法でも同じように動作することと，それに伴う体験の両方が重要なことはともに変わらないとしても，動作訓練ではいかにすれば自分のからだが動かせるようになるかという動作中心であるのに対して，動作療法ではそれよりも動作に伴う体験とその仕方を中心に進めなければならないということである。それを誤解して動作中心にこだわった進め方をしたのでは効果が挙がらないだけでなく，さまざまな弊害をも生み出しかねないからである。とはいっても，ただ単に体験だけを扱うとなるとどうしてもことば中心になって，中途半端な治療になってしまう。そこで動作療法の目標はあくまで体験の変化だが，そのための具体的な手段は動作法によるという関係を明確にしておかなければならない。

　そうした実際の成果と，方法論および理論についての立場はもっぱら臨床の

現場における事実と経験だけから，いわば自然・必然に生まれてきたものだから，従来の伝統的ないしポピュラーな心理療法のそれとは考え方も，方法論も，あるいはケースの見方までが非常に大きく異なっている。その点でわが国における心理療法の世界にどう受け容れられるかについて少なからざる危惧はあったが，幸いにして最近十年ぐらいの間に現実の治療例がさらに増え，治療体験の検討もいっそう豊富になり，この療法を治療に用いようとする仲間も多くなってきたので，現在では動作療法として臨床心理学のなかにその独自の座を占め得るようになってきた。

2．動作療法のプロセス

A．治療プロセスの多様性

こうして動作法による心理治療を考えるに当たって，まず話題になるのは，その進み具合，治療のプロセスを一般化すればどんなものかということである。それは既成の，ないし伝統的な心理療法のプロセスを念頭においての比較的な検討をしたいということだが，動作療法は非常に独自かつ多様なプロセスを辿るので，従来のものとはなかなか比較しにくいという憾みがある。というのは，これまでの療法では何十回とか百回を越えるようなセッションで進められるのが常道とされているのに対して，ごく短期間によくなることがふつうで，なかには数回，またはたった一回のセッションでよくなったという例が，しかも決して少なくないからである。そんなのはよほど軽度の例ではないかというと，さに非ず，伝統の療法で何十回もセッションを重ねたのに思わしい効果がなかったケースであったり，どこへ行ってもよくならず永年悩んでいたという事例であったりもする。また，そんなに有効だったのは，いわば特殊例か偶然のことではないかという向きもあるが，そうした例はあちこちでいくつも報告され，しかもそれらがいずれも似たような経過を辿ってよくなっているのである。

そこで治療のプロセスを大きく分けて二つに類型化してみる。一つは比較的

長い期間をかけてよくなっていくもので，一応それなりの順序を踏んでいくので，プロセスの変化が伝統的な治療法に馴染んだ人にでもある程度納得できるような経過を辿る長期型のもので，ほかの一つは多くても十回前後，大ていは数回程度でよくなり，なかには一回だけで済んだというような，いわゆるブリーフ型のものである。

B. 長 期 型

長期間に亘るプロセスのものを敢えて特徴づければ，いわゆる起承転結型の4期に経過するものとみることができる。

1）第一期：導入――動作と体験が一応分かるまで

テストを中心にしたインテークで見立てが終わればいよいよ動作法が始まる。そこでまず問題になるのは，一応動作法で進めることを頭のなかでは了承したけれども，さて現実に始めてみると，やはり動作法というものがそれほどすんなりとは受け容れられ難いし，同時に動作法で援助してくれる治療者をもすぐさま受け容れられるとは限らない。この人がどんなことをするのか，援助されながら相手と動作法をやはりテストして，それを受け容れられるかどうかに苦労する。すぐさま全面的に受け容れるなどということはもちろんできないのが当たり前だから，動作法に従うことを通して少しずつ受け容れやすくなっていくことになる。ところで，その動作法だが，「動かしてみましょう」といわれる課題が大ていはふだんほとんど注意したり特にそうしようとして動かしたりすることのない動きだから，それほどたやすくできるというわけにはいかない。まず動かすのに苦労するが，同時に動かす感じ，動いている感じなどを訊ねられても，それがあまりはっきりしていないことに気づいて驚いたり，困ったりしやすい。相手が「お手伝いしましょうか」などといってくれても，素直には受け容れにくいうえに，もしも自分のからだに触られたり，動かされたりすれば，からだをすんなりとは任せられず，むしろ抵抗や反発の気持ちが湧き，嫌悪感すら生じるかも知れない。そこである程度のお任せができ，動かすのを手伝ってもらって動かす感じがいくらかなりとも分かって来ると，そこ

で不当緊張という壁にぶつかるのがふつうである。たとえば肩胛骨を「上へ挙げましょう」とか「両肩を後ろへ引きながら，両肩胛骨を後ろへ開くように屈げていきましょう」といわれても，すぐにはできないのは，肩を動かす感じが分からないだけでなく，両肩胛関節の不当緊張がその「肩開き」の動きを妨げると同時に，その関節の動かし・動く感じを分かりにくくしているからである。その不当緊張をそのままにしておいていくら頑張っても動かないばかりか，動きを誤らせ，動きの体験をいっそう分かり難くするばかりである。その壁を越えるには，そこにある不当緊張を自分で処理して，解消しなければならない。それを困難にしているのは，その緊張が意識下的な自らの努力によるものであるうえに，それが習慣化し，さらには慢性化して，生理的な恒常的緊張にさえもなり兼ねないので，当人だけの努力ではなかなか処理するのが困難である。

　その動かし難い両肩を持って，治療者が両肩胛骨を対象の軸から二つに折り屈げるようにしながら両肩が開くように，他動介助の援助をして，肩が動き始めれば，そこでまず当人に感じられるのは，からだを動かされながらも自分でその不当緊張を弛める感じ，自分で弛めるに連れて自体の動かされていくのが楽になり，自体の動きの感じがよく分かるようになり，それに伴って自分がリラックスする感じと，両肩胛関節の弛んで動いていく体験である。それができるようになって始めて両肩を動かされやすくなるし，同時に動かされるのに追随しながらしかも自分で動かしていく感じ，自体の動く感じも分かり始める。すなわち，動かすためには，その前にそこが動かせるように自体を弛めなくてはならない。弛められた分だけは動かせるようになるのだから，「動かしてごらん」は余計な緊張を弛めながら動かしなさいという意味である。こうして，最初から自体の不当緊張を弛めるという課題に取り組みながら，課題通りの動きをする要領を身につけていくことになる。それ故，両肩を後ろへ開く動きがいくらかでき始めてセッションを終わった後で，からだや気持ちが楽になったとか，自分のからだに対面できた，からだが軽くなったなどという動作法に対する気持ちが積極的になりやすいのは，それまで永年苦労してきた不当緊張からいくらか解放されたためであると同時に，それを自分が努力して弛め得たこと，自分の意識下努力を意識努力で自らいくぶんなりとも処理し得たという実

感などによる満足感などの為せるわざであることは容易に想像できよう。

　こうして第一回セッションを経験した後は、「先生また"あれ"をやって下さい」などというように少しずつ受け容れがよくなり、やる気になって来やすい。しかも、最初はあまり歓迎しなかったリラクセーションを何よりも真っ先に試み、だんだん弛め方が上手になって来るに連れて、そこを動かす要領もいっそう確かなものになり、動作法にも徐々に親しんでいくことになる。こうして回を重ねるに連れて、援助者を受け容れ、動作法にも馴染んでくれば、動かし・動く感じに注意が向くようになり、動かし方もだんだん分かって来るし、それに伴う体験もそれぞれはっきりしてくる。動かし難かったのは動かす感じがよく分からなかったうえに、随伴的な緊張や動きが分からず、ましてやそれをコントロールすることなどとてもできなかったためということも分かり始める。徐々に主動感や自体感も少しずつ分かってきて、いくつかの課題にはある程度対応できるようになってくる。特に随伴緊張が意外に動きを妨げていることに気づいてくるが、まだ頭のなかだけの知識の程度で、実際にはこれこそ随伴緊張だと認知できるとか、こんなところの動きが実は随伴運動だと気づくなどということは、独りではなかなか難しいが、援助者に指摘されながら、少しずつ実感できるようになってくる。そうこうしながら、肩や背中、腰や股、姿勢や体軸など、ふだんとは違うからだの動きの課題がある程度までできて、主動感や自体感もようやく分かり、自分のからだとそれを動かす自分の努力の仕方にも注意が向けられるようになって、そうした感じや体験の仕方などの経験を援助者と話題にしながら、いろいろ動作について工夫や検討ができるようになってきたら、導入段階は終わって次の段階に差しかかったものと考えられる。

2）第二期：動作と体験の明確化

　こうして第二期に入ってくると、それまでにできてきたさまざまな動作について、もう少しじっくりと動かし・動く感じを深く体験することを中心にする。それには前提として、それに相応しくじっくりと深くリラックスする要領をより確かなものにしていくことが重要になる。課題は動かすことだから、とにかく動かすような力が入れられなければならない。いろいろな課題につい

て，余計な力を入れないようにしながら，動きに必要な力だけを入れるという，二重課題を同時に努力することによって，いわば純粋に動かす力だけが分かり，それを入れられるようにしながら，無駄な緊張や不必要な動きの状況がよりはっきり分かるように，また同時に，そうした随伴的な緊張や動きを制御するためのやり方を，これもなるべく純粋な形で把握できるように，自分で工夫するのを，治療者は適切に援助することになる。

　その具体的な援助の仕方は後述するが，いま腕挙げ動作を例にしてその基本的な要領を簡単に述べておこう。なるべく充分に力を抜いた状態というのは仰臥位だからその姿位でもいいが，坐位あるいは椅子位でもいい。そうした上体がタテになった姿位では，上体をタテに立てるために必要な力を体軸に入れていなければならないから，そのための緊張がどうしても肩や背中に入りやすいが，それでもその状態でなるべく肩関節の力を抜いた状態にする。こうしてなるべく充分に力を抜いた状態から，腕を挙げるに必要最小限の力だけを入れて挙げていくのが課題である。ともすれば途中で強い力が入って急に早く動き出すようなら，援助者はそうならないように抵抗的な力で押さえていく。動きのコースを逸れるようなら，その逸れ始めの所で押さえて，元のコースへ戻せるように援助する。随伴緊張で動かせなくなったらそれを弛められるように，随伴運動が出そうならその出鼻を挫いて本来のコースへ入れるように援助する。こうして最小限の力で動かすとなれば，速い動きは必要ないから，ゆっくりゆっくりと動かしていくことになる。そんな動かし方をするのは必ずしも容易でないが，それができるようになると，その動きのプロセスの一刻々々，一瞬々々における自分の動かしている感じ，自体の動いていく感じ，よけいな緊張や動きの出る感じ，そうした余計な緊張や動きをコントロールする自分のやり方などが，まさに手に取るようにはっきりと分かるようになってくる。

　ここでは腕挙げを例にしたが，基本的な要領はほかのいかなる動作の課題にでも共通だから，頸や肩，背中や腰などの躯幹部の屈げや反りでも，腕や手，手掌，手指，股や膝，足首や足裏，足指などの関節の屈伸でも，あるいは姿勢や立位のバランス取りとか，踏み締め，足裏の踏みつけ，体軸の立て方に到るまで，どの動きや緊張にも適用できる。出された課題について，その動かし方，力の入れ方，動くからだの感じなどについて，その動きに関わるからだの

それぞれの部位の微妙な変化の感じ，それに伴う主動感や自体感，自分というものについての現存在の感じやゆったりしたリラックス感や安心感，自己活動の感じなどを改めて深く，しっかりした実感として感じ直してみる段階である。治療者の援助は当然そうした当該部位だけに留意した動きと体験ができるように援助しながら，その感じがともに話し合えるようなセッションをすすめるように努力する。たとえば腕挙げと躯幹部の屈げないし反らし，片足立ち，立位の重心移動など，クライエントの主訴や生活体験の問題などに関わると思われるいくつかの課題で，ほぼ同様に最小限の力での動作とその体験がジックリ味わえるようになったら，もうこの第二期は終えることになる。

3）第三期：受動から能動へ

　第二期までは治療者がクライエントの主訴や問題のある生活体験に関連があると思われるような課題を治療者の立場から選び，治療体験が得られやすいように援助してきた訳だが，これをクライエントの側からみれば，援助者のいうなりに課題実現を努力し，なぜそうした動作をするのかとか，どんな体験のためにするのかなども援助者任せの，いわば受動的・受け身の努力活動をしてきた。それに対してこの第三期は当人自身が自ら積極的に課題を試み，能動的に自分に必要な動き，治療に有効な体験ができるように工夫することが中心になる。それには第二期に課題動作をするために必要な程度にやっていたリラックスすることを，ここではもっと直接に目的化して，できるだけ充分にリラックスできるようにする。それには緊張してからそれを弛めるやり方でもよいが，それよりも第二期にやったようにある動きをしながら，途中に現れる緊張をそのつど自分で弛めるという方法を執るのがやりやすい。それに慣れてくると，不当な緊張のある部位なり動きなりが分かってくるので，そんな緊張が出やすいようにそこを狙って動かしたり力を入れたりしながら，それぞれに緊張を弛めたり潰したりしていく。それは他人である治療者よりもクライエント自身の方が自分のことだからよく分かるからである。

　こうしてなるべく充分にリラックスできるようになったら，その状態で動かすに必要最小限のなるべく弱い力でゆっくりと，目指す動きを進めながら，そのプロセスのなかで感じる弱いながらもなお不当な緊張，動きを妨げる力など

を処理していくことになる。そうした処理をしながら，なるべく微弱な力で意図通りの動きを進めるなかで，さまざまな伴う体験がだんだんはっきりしてくる。そうなると，意識・意識下の両者を包括するような状態のこころになって，自分に必要な治療体験というものが自ずから分かってくるようで，自体感なり主動感，あるいは現存在感なり安心感や自己感などのうち，自分の感じたい体験，明確化したい感じなどが得やすいような動きや緊張を自分で選んで努力してみようという気持ちになってくる。こうして適切にリラックスするためにも，必要・有効・有用な治療体験を経験するためにも，クライエントは積極・能動的に動作を自己選択して自己治療的な活動をし始める。この状態では他者である治療者が決める動きよりも，どうしても自分で選んだ緊張や動きをやってみたくなってくるものである。援助者が決めた通りというよりはもう少し違った動きにしてみたくなったり，自分にもっと適した形の動きを課題にする，それを治療者に相談したり，納得してもらったりしながらやってみるというのがふつうだが，途中から援助者の意図に積極的に違反したり，逆らったり，あるいは無視した動きをすることもある。第一期辺りでも課題通りでない緊張や動きがよくみられるが，それは課題通りにやろうと努力しても，未熟・不全のためできなかっただけのことだったのに対して，この時期ではやろうと思えば課題通りの緊張や動きができるのに，敢えてそれから逸れたり，抵抗したり，拒否さえもしかねないところが違っている。それまで唯々諾々と受動的に従っていたのに対して，自分で能動的に選択ができ，治療に自己主張ができ始めたことを意味する。

　そうした自分自身の努力を基礎に能動的になってくるのは，心理治療本来の自己治療的な主体の活動の萌芽というべきものだから，その芽を摘み取るようなことは治療者として厳に戒めなければならない。それには，治療課題は必ず治療者が出すべきで，クライエントはそれに従って努力しなければならないという一方的な考えはまず捨てなければならない。そんなやり方を続けていると，いつまでたっても受動的な態度から脱却できず，だんだん依存的になったり，自分でよくなる努力ができにくくなるか，または逆に，押さえられていたものを跳ね返すような形で強い反発や拒否あるいは無視などの形になったり，不要・不当な緊張があちこちにできてくるかも知れない。だからこの段階で援

助者の為すべきことは，なるべく充分にリラックスするように，またできる限り治療に役立つ治療体験が経験できるように，クライエント自身が動作課題を自己選択しながら，彼が自分にとってより効果的な自己治療を能動的・積極的に進められるように援助することである。

4）第四期：終結――生活化

　この時期は前期における動作課題の自己選択・自己治療をさらに進めながら治療の終結の向けて援助していくことになる。終結となれば，その後はクライエント自身が自ら生活体験の安定・安心やリラクセーションの感じを恒常化できるような自己管理の能力を養わなければならない。それ以前は自己選択や自己治療ができるように意識的な努力をしなければならなかったのに対して，この時期にはそれが意識しないでもごく自然にできるように援助することになる。動作を課題ないし意図通りに実現しようというときは，特に新しいか難しい課題については，意識努力が必要でそれを欠くことはできないのがふつうである。だが日常生活における動作というものはそれほど難しいわけでもないし，過去に数え切れないほどの経験を重ねてきたものである。そこでは動作も体験の仕方もことさらに意識することもなく，生活のための努力はほとんど意識下的に行なわれているものである。それが一時的に混乱したり，不調になっただけのことといってよいので，治療の終結後にはその生活動作や生活体験が以前とは違う新しいものになっていくはずである。こうして日常生活が新しいやり方になっていくことを生活化と呼べば，それまでの動作努力が意識化に向けられてきたのに対して，生活化を目指す治療の終結に当たっては自己選択も自己治療の努力もともに意識下化に向けての援助をすることになる。

　自己選択・自己治療とはいっても，全部当人自身でできるはずもないから，第三期と同様，まず治療者がクライエントにとってこのセッションで必要ないし有効と思われるような課題を出して，その努力の状況をみる。すでに何度も課題努力を成功的に成し遂げてきているので，ある程度は楽に進めることができるが，あるところから壁にぶつかったり，難所に差し掛かったりすれば，そこで彼なりにさまざまな工夫や試みをするので，その様子を眺めているのもよいし，助言するのもよいが，以前ほど積極的には援助の手を差し延べない。そ

れで乗り越えられれば結構だし，どうしても駄目ならそこで最小限の援助の手出しをする。また楽に乗り越えられるようなら，こちらから手を出してその動きを邪魔するような緊張や動きを加えて，そこをいかに処理できるかを見たりするのもよい。あるいはまた，その日の気分や調子の善し悪しを訊ねて，「今日はどんな課題から始めましょうか」とか，からだの緊張や突っ張りのあるところ，重いところや痛いところ，あるいは緊張しやすい部位とか動きにくい動作などを話題にしながら，「貴方のやってみたいところからやりましょう」「気になっている部位のリラクセーションから進めましょう」などのように，クライエント自身の選択を重視して，当人の努力を中心にしながら，援助の手はただ単に添えるぐらいの援助にしていくのもよい。

　こうしたことをいきなり始めてもなかなかうまくはいかないが，すでに今までリラクセーションから入るやり方に慣れており，しかも微緊張・微動に注意を向け，もう少しこうすればもっと気分よくできるとか，この辺に微妙な緊張のあるのが分かった，もっとこうすれば楽になると，からだが教えてくれている，なぜだか分からないがこんなふうにやってみたくなって，そうやったら具合がよい，自然にそんな動きがしたくなって自分の意思でないようなふうにからだが動いていった，からだに任せているとどうしたらよいかが自然に分かってくる，などという体験とともに，力の弛め方や動かし方がうまくできるようになることが少なくない。すなわち動作法に慣れて自分の緊張や動きの感じとか，それに伴う体験などがよく分かるようになるに連れて，彼らは自分がどうやればよくなるのか，どう動き，いかに感じればいいのかなどを自分のからだに聴き，自らの気持ちや意識下に訊ねることができ始めるといってよい。そうなると，当人が自然に自分で必要・有効，有用な動作を自己選択しながら，望ましい治療体験を自ら選んで自己治療的に進めていくことができる。それでは援助者はいらないかというと決してそうではない。上述のように，いかにも自分で自然に分かるなどといいながら，「背中に軽く手を触れていて下さい」とか「私の動かす部位に手を添えていっしょに動かして下さい」「もっと強くそこを押さえていてください」「両肩を強くギュッと開かせて下さい」「肩から踵にかけて真っ直ぐに押し下げてみて下さい」「背中を後ろへ反らせるので手伝って下さい」「腕を肘のところで捻るように廻して下さい」などというよう

な補助や介助の注文があって，それがないと落ち着いて自分のからだや気持ちに聴くことができないといって援助を求めることが多い。また，手を触れなくてもいいけど，そばにいてもらいたいとか，時どき声を掛けて訊ねて下さいなどと言うこともある。それにしても，以前のように援助者が相手のためによかれとしているには違いないとしても，自分の考えだけで課題を出したり，積極的に介入したり，強い他動介助をするということを避け，いわば陰の立場に引き下がって，相手の動きや感じが自然に現れてくるのを待ち，自発的に進行するのに沿って動き，自ずから湧き出てくる相手の力を助長するような援助をすることによって，クライエントは自然に生活化に向かって終結に至ることになる。

C. ブリーフ型

先に述べたように，動作療法では伝統的な心理治療法のように長期間に亘るものはあまりないが，それでも前項で挙げたように，比較的長くかかり，しかも治療的変化がこれまでの心理治療理論によっても一応納得のいくようなタイプのプロセスを辿るものもあるが，それよりもかなり短期間の，おおむね十回以内くらいのセッションで終結に至るものの報告の方がずっと多い。それを今ブリーフ型とすれば，それにもやはり二つの型に分けて考察することができる。その一つは，ある特定の体験が得られただけでよくなっていくタイプのもので，ほかの一つはセッション中に，ある順序の体験変化を経てよくなっていくものとである。起承転結というプロセスも，特定の順序を踏みながらよくなっていくものだが，こうしたいわば型通りの変化でなく，人によって経験される体験の順序は人によってまちまちだが，よくなるプロセスはそれなりに納得できるようなものである。

1) 特定体験型

たとえばリラクセーションだけの努力をしているうちによくなったとか，タテ軸での踏み締めとバランス取りだけで顕著な震えの症状がなくなった，からだにタテの力が入るようになったら気持ちがしっかりしてきた，腕挙げ動作

に伴う肩の弛めとゆっくりした微動感だけで終結になったなどというように，ある特定の課題をやっているだけで短期間によくなるケースがある。また永年悩まされてきた肩凝りや腰痛から解放されたのをきっかけに肩や腰など，からだの微妙な感じに気づいて何時も自分のからだに聴き，自体との交流を図りながら自分の気持ちを整え，安定にするようになったとか，先に体験の捉え方で述べた主動感や自体感から自己感・お任せ感までの諸体験のうち，どれかが確かな実感として感じられるようになると，それがそのまま治療体験となっていきなり終結となるものもある。しかもこうした事例が動作療法では必ずしも少なくない。そのうちもっともよく見られるのがリラクセーションの体験だから，それについて少し具体的に述べてみる。

　肩関節とか肩胛関節，背中や腰などのどこかに不当な緊張がある場合，まずそこに余計な力を入れないようになるべく力を抜きながら，自分で動かすのに必要最小限の力を入れて動かしてみる。そのままうまく動けばいいが，大ていは動きにくいので治療者に補助されながら，自分で動かしていくが，そのうち自分で動かしている感じがなくなって，援助者に動かされている感じだけになってくる。随伴緊張や習慣緊張が邪魔し始めるから，それに打ち克つような，しかもあまり痛みが強くないような他動の力で，もう一段強く動かしてもらったら，そこまで止めて，少しの間を置いてから元の所まで戻り，力を充分に抜きながら小休止。再び動かす力を入れながら先ほどの緊張部位辺りへ来ると，そこは越えられるとしても，その周りにはやはりあちこちに別の緊張があることに気づくので，補助されながらそれらを弛めながら，リラックス感の範囲を拡げていく。再び動かなくなる部位で補助されながら辺りを弛め，その幅をいっそう拡大していく。動かせなくなったら，また戻って小休止のなかで弛め感をいっそう深めてからさらに動かす感じを拡大していく。こうして動き・動かす感じの幅が大きくなるごとに，緊張を弛める感じの範囲もいっそう拡大され，そのリラックス感もいっそう深く確かなものになってくる。こうしてリラックス体験は特定部位のものから始まって全身へ及ぶようになり，その程度もごく軽かったものからだんだん深くしっかりしたものになってくる。慣れてくると，もはや動かすための努力を媒介にしなくても，直接的にリラックス感そのものの体験を努力できるようになってくる。これは動作としてリラッ

クスする過程だけを述べたものだが，実際にはそれを通して，リラックスする感じ，している感じ，その体験を維持すること，心身ともにその感じに浸りきる感じ，そこで心を癒し，深く休養する感じなどを，意識的・無意識的に体験しようとしていることが多いので，治療者もそれに応えて，そうした体験ができやすいような援助をすることになる。

　以上はリラックス体験についてのものだが，それ以外の体験でも，状況は変わらない。いずれの体験でも，ある動作を課題にしながら，その体験を中心にして徐々により明確化し，じっくり，しみじみ，より広く，より深く，身に沁みて体験できるようになっていくように援助する。そのプロセスのなかで，こんな体験をこんなふうに感じたのなら，きっとよくなるんだろうなと，こちらにも分かりやすい場合が多いものである。だがそれほどには到らないままに，「不当な緊張がスーッと弛められた」とか，「ああこれだ！」「らくにできた」「確かにオレがやってるんだ」「今ここに確かに生きてるーっ！」「気持ちが安心してるーっ」など，リラックスできたとか，楽に動けた，自分のからだを感じたなどという新鮮な感じや，今まで気づかなかった「ある感じ」に自分でも驚いたり，「よかった！」「やった！」「ハッとした」などという一瞬ないし瞬間的な体験などの後で急速によくなるということもある。またクライエントは自分がそんな体験をしたとき，それほどはっきりとは治療体験として自覚しているわけではないが，その後しばらく経ってから，あのときを想い出して，後になって治療者との面接の途中で気づいていくのがふつうである。また治療者も，そうした決定的な瞬間やその体験に気づくこともあれば，気づかないこともある。クライエントとの話し合いで「あの時」を納得できることもあれば，それがどのように治療体験になっていったのかの状況が分かるような経験を積み重ねる将来まで待たなければならないこともある。

2）順次体験型

　前項のようにただ一つの動作とか体験をしているうちによくなっていくというのとは違って，次々に異なる体験を感じているうちによくなっていくものがある。動作そのものはただ一つの課題なのにそのための努力をしながら，感じる体験の内容や仕方が変わっていくものもあれば，課題を変えるたびごとに異

なる体験ができていきながらよくなっていくものもある。いずれの場合でもそうだが，その場合，経験する体験の種類とか仕方などについて一般的な傾向があるというよりも，むしろそれぞれのクライエントによって違うようで，動作法セッションのプロセスにおいて，あたかも自分の好みによって，あるいは当人が意識する・しないに関わらず，自らの感じたいものを当人が自ら選び取りながらよくなっていくものといってよい。

　たとえばリラクセーションのため躯幹部を動かす課題で，微緊張による動き・動かす努力をすることで主動感とリラックス感を経験するが，さらに動きの感じが楽に出るようになると自体感を実感，同時に現存在感もでてくる。ほぼそれに次いで深い安心感が得られ，気分が安定してくると，自分自身の活動を感じ，あるがままの自分に直面して，自分に素直に，自分を見つめ，自分の可能性を信じ，やる気になり，開き直って自分にお任せできるようになるなど，人によって異なるにしても，それぞれがおそらく自分の納得のいくようなふうにそれらのいくつかの体験を順を追って経験しながらよくなっていくといった方がよいようである。

VII

動作療法における援助

1. 課題努力法

A. 課題努力法

　クライエントが自分だけでは生活体験の仕方が適切でなくなったため援助を求めたところから始まるのが心理治療だから，あくまでも治療者は援助者であって，主役はクライエントである。その主役を援助する基本的な方法はいかなる学派・療法でもいわゆる課題努力法を用いている。そこでは自由連想なりイメージなり，あるいは対話面接，プレイ，箱庭，ドラマ，家族などの手段によって，クライエントに役立つと思われるある種の課題を達成ないし実現することを要求される。それを承けてクライエントはそのための努力をする。ふつうはそうした努力のプロセスと，その結果として達成・実現されるものによって，その人の心の動きを理解したり，体験の仕方が治療的に変化するように援助しようとする。それは動作療法でも変わらない。というよりも，この課題努力法がことのほか適しているのが動作療法であるといってよい。
　ここでは動作を手段としてその場，その条件に応じた課題を設け，その実現を求めるが，その努力の結果が身体運動として直接的かつ客観的に現れるので，それを詳しく捉えて，課題と照合すれば，その両者間の食い違いから，クライエントがどのような努力をしたのか，それが課題によって最初に意図された努力の仕方からいかにズレたかの推測がかなり明確になる。そのうえ，結果

だけでなく，課題努力をしていくプロセスもやはり身体運動として直接的に捉えられるので，難所やそれへの対応，それを越えたり，誤ったり，誤魔化したり諦めたりする状況がやはり把握しやすい。それは目で見ていても分かるが，そのからだの動く部位に手を添えていれば，その動きのプロセスの逐一は手に取るようにどころか，まさに手に取って見ていることになる。また，そのプロセスにおける不安や迷い，疑いや恐怖などの感じが出たとき，あるいは難所の乗り越えなどのときなど，治療者がそれに援助の手を差し延べる具体的な状況が，動作を手段にすれば客観的に捉えやすい。

B．課題努力法の構造

1）密着共感的理解

　動作を手段とする課題努力法では，クライエント（主体）と治療者との間でどんなコミュニケーションが行なわれ，相互間の構造がどうなっているのかを示したものが図7である。図7のAに示すように，まず援助者が設定する課題を主体が受け取り，その実現に向けて努力をした結果として身体運動が生じる。その状況を受け取って治療者はしっかり確認し，それを最初の課題と照合しながら，そのまま引き続いてそれの実現を図るか，あるいはもう少し修正した課題とするか，さらには全く別の課題を設けるかを決定する。主体はそれに従ってさらに課題実現のための努力を進め，その結果として生じた身体運動の状況を援助者が再び受け取って，確認，さらに課題を主体に提示するという順序で，時計回りの情報の循環が進行する。これがスムーズな循環になるのを支えるのは，主体が努力して仕上げた身体運動を，援助者がジックリと確かめ，その成否や難易，難所や壁などを乗り越えてここまで仕上げてきた努力と苦労の状況までをも，クライエントの身になって推測・理解しようとする治療者の側の共感的な努力である。さらにそこでは，クライエントと治療者がともに「身体運動」にいわゆる共同注意を向けることになり，図7の中央で主体と援助者を結ぶ相互的な矢印で示すような，お互いの気持ちが相通じ合っていると，両者が共に感じているような関係が循環系をいっそう確かなものにする。
　さて，こうして主体の努力で生じる身体運動は時間の経過に伴って刻々に変化

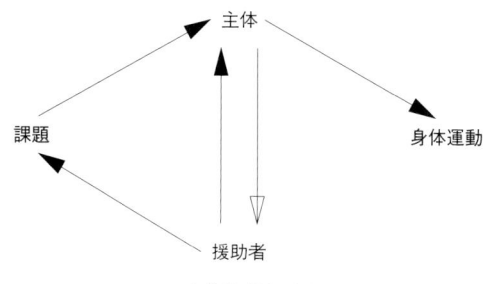

A　密着共感的理解図

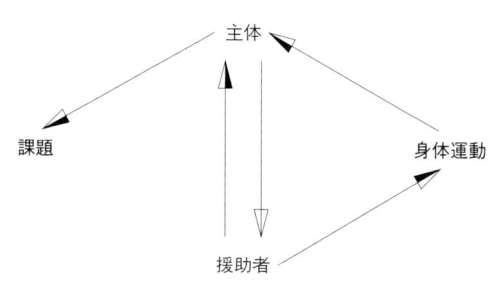

B　動作体験援助図

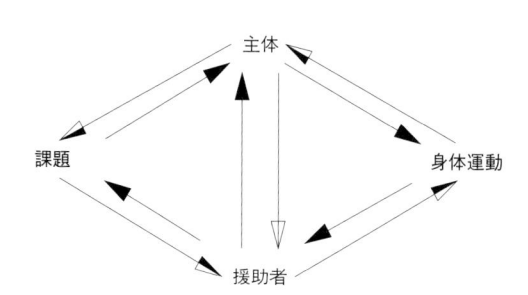

C　主体援助者相互コミュニケーション図

図7　動作療法における課題努力法の構造図

するものだから，その動きをしっかり把握・確認するためには援助者が一刻でも疎かにすることはできない。身体運動の状況を眼をセンサーにして確かめるにせよ，その動くからだの部位に触れたり支えたりしながらこちらの手やからだで確かめるにせよ，時間と動きに密着しながら，相手の動きを理解しようとする援助者の努力を，ここでは密着共感的理解として特徴づけておく。

2）動作体験援助

　図7のAは課題実現を主体がどのように進めるかを確かめるためのテストの段階といってよい。テストの結果からみて，課題実現努力の途中，あるところで難所なり壁に悩んでいるとか，身体運動のパターンが課題から逸れた，不当な緊張が処理できないなどということが分かったら，いよいよ援助を始めることになる。図7のBに示すように，今度は治療者が身体運動に働きかけ，難所や壁なら，そこの不当緊張を弛めながら，課題通りの動きができるように力を貸し，課題から逸れたら元へ戻るように助言するなり，手を貸して補助し，あるいは慢性化した緊張などなら他動的な介助で弛めるような働きかけをしたりなりすることになる。それは動けばよいということでなく，共同注意の対象である身体運動へ働きかけることによって，治療者の援助が主体へ伝わり，その意図するものを推測・理解することになる。主体から身体運動へのこの働きかけの意図を理解した主体は，それによって始めに課題として理解していたものをいっそう確かなものにしたり，あるいはそれまで気づかなかったり，誤解していたり，現状では難しすぎるなどとして，課題を見直すことになるかも知れない。そうして確かめられたり，修正され，あるいは困難とされた課題についての主体の意向は，治療者もそれまでの援助を通して知ることができるので，いわば主体との合作によって課題を確認，修正，取り替えなどの対応をしながら，改めて相手の身体運動へ働きかけるという逆時計回りの循環系を辿ることになる。もしもその際，両者の共同注意を通して，援助者と同様に，クライエントが相手の気持ちをより共感的に理解できるなら，それだけ身体運動に働きかける援助者からの情報はいっそう確かで効果的なものになるはずである。

3）相互コミュニケーション

　図7のA・B両図を合わせた図7のCが，主体と治療者との相互コミュニケーションを示すものである。主体が努力したのは身体運動であり，治療者が知らされたのも身体運動だから，ここで両者は共通の接点を持つ。と直ちに治療者は，課題努力の結果生じた身体運動の状況を見て，最初の課題に照らし，それでよいとか，ここで手を貸そうとか，ここが誤り，ここはこう動かしてみましょう，少し休もう，ここで力を抜きましょう，などというようなサインを身体運動を通して主体へ送る。自分の努力した身体運動について，成否がどんなものであって，これからどうすればよいか，動きがうまくできないのはなぜか，緊張がうまく弛められない，誤った方向に動いてしまう，手を貸して欲しいなど，さまざまな思いを込めて治療者の対応を待つ主体は，治療者からのサインに対してそれを新たな課題として受け取り，改めてその実現に向けて努力することになる。こうして身体運動を挟んだ両者間の情報のやり取りが直接的かつ即時的に対応できやすいというのが動作法の特徴といってよい。その過程において，一瞬・一刻ごと，あるいは動きのひとまとまりごと，ひと山ごとに両者間の共同注意，共通努力，相互コミュニケーションが行なわれ，協力作業，相互理解，相互信頼が生まれ，強化され，クライエントのお任せ体験をも生み出しやすくなる。

2．援助の方法

　動作療法が課題努力法によるとして，その具体的な方法としては，①助言，②かざす；相手の動きに沿いながら，こちらの手をかざす，③添える；動きに沿って手を添える，④指示；手で触れて指示・誘導する，⑤補助；相手の動きを補助する，⑥妨げる；相手の動きに逆らい・妨げる，⑦介助；動きができるように他動介助する，などの方法を取って確かめる。

1）助　言

　たとえば，腕挙げの課題努力をしていて，肩の辺りで動きが不安定になって，動揺したりコースを逸れそうになっている場合，「肩の力を抜いてごらんなさい」とか「肩を落とすように下げながら挙げるとらくに挙がりますよ」というように，必要な要領を助言するもの。腕挙げではどうしても肩に力が入りすぎ，肩の線や鎖骨が挙がりすぎるため，肩関節の回転ができにくいことが多いので，そんな助言だけで楽に挙がることが少なくない。膝立ちや立位で体軸が「く」の字に屈がって不安定になっている人に「腰を入れましょう」とか「膝を伸ばして，脚をしっかり踏み締めましょう」とか「踵と膝に力を入れて踏ん張ってご覧なさい」などというのも，前屈み気味に立っている人に「頭をタテ真っ直ぐに立てるとからだが真っ直ぐになりますよ」，背筋を伸ばそうとして胸を張ろうとしながら，腰を反らせてしまうため，上体が真っ直ぐにできない人に「腰が反りすぎです。反らさず，むしろ腰を丸めるようにして脚を踏み締めてみたらどうでしょう」などというのもよい。自信がなくて腕挙げのできない脳卒中後遺症の人に，軽い催眠中に「あなたの腕はもうよく動いているじゃないですか。腕は楽に挙がるはずです。挙げてご覧なさい，ハイ！」などのように暗示するのもここにいう助言のうちである。インテークではことばだけの援助で進め，こちらはあまり手を出さない。他動による補助や介助もしないのをここでの原則とするが，特に必要なら他動で援助することもある。治療が始まれば両者を併用するのは当然のことである。助言のメリットは，クライエントが失ったり忘れていた「自分でやる」「自分で工夫する」「やってみよう」という気持ちを取り戻し，とにかくやってみる気にまで援助できるところである。したがってここでは，独りではとても取りかかれなかった動きを，治療者の援助と理解の許で努力してみるという，いわば自分を取り戻せるような援助の仕方が大切になる。

2）かざす

　援助として手は出すが，相手のからだには触れないような援助。その昔，フランスでパス（通手などと訳された）といって，患部には手を触れず，その近

くの空間に手をかざす暗示の流行ったことがある。ここでは暗示を目指すわけではないが，手をかざされると落ち着くとか，安心してやれる，わが手だと改めて実感した，手に自分が力を入れる感じがよく分かった，暖かさを感じてやる気が出た，何か力を得た感じ，押された感じ，引っ張られた感じ，楽に動いた，自然に動けた，ついつられて動かせた，他動で援助されるよりも自分でやっているという感じがしてやりやすかった，実際に手で触れて援助されるよりもよく動けた，など予想外に役に立つので，これはインテークのテストだけでなく，治療本番にも用いて効果のあることが分かっている。相手に触れもせず，こちらが勝手に動かしているに過ぎないように見えるこうした援助が，実際にはクライエントに少なからず大きな助けになることが多い。自分の動かそうとしている努力と同じ動きをしてくれる治療者は自分をよく理解してくれている，同じ気持ちで激励してくれる，努力への気力をもらっている，動きへの勇気づけを感じるとか，治療者にいっしょにやってもらっている，二人で共同作業をしている，かざされた手に導かれている，その手に動かされているなど，さまざまな気持ちで援助を素直に受け取りやすい。

3）添える

相手の動いているからだに手を触れながら，その動きに沿って追随するもの。とくにこちらから動きや方向を示したり誘導したりせず，相手の動きのままに従っていくだけだが，これが手をかざす場合と似たような意外な効果を生じやすい。こちらから意図的に動かそうとすると，却って反発したり，逆の動きになったりすることが少なくないが，手を添えているだけで，何か力を得たり，やる気になったり，自然に動いていけた，動きが楽になった，などというクライエントが少なくない。難所に差しかかったとき，クライエントは頑張りすぎてよけいな随伴緊張にはしり，あるいは焦って無駄な随伴運動しかできなくなり，さらには手を添えるだけの治療者に頼り，もっと強い補助・介助を求めたりする。そんな状況にもかかわらず，ただ手を添えるだけでいると，結局自分でやるほかなくなって，さまざまな工夫・試行を凝らし始める。始めは目指す動きに直接関わる力ばかりにこだわるが，そのうち妨害的な緊張や動きに気づいて，それらへの対応を試み始める。からだのあちこちに力を入れたり抜

いたり，動かしたりするうち，妨害的な緊張や動きを自分で処理し始める。それが目指す動きをしやすくすると分かり始めると，大ていはその難所越えが楽にできることになる。その際，治療者が手伝って，目的に向かって動かそうとすると，きわめて有効なこともあるが，ときにはかえって自分の動かす感じが分からなくなったり，反発的な緊張が出て妨害することにもなりかねない。余計な力を加えず，こちらの意図で動かそうともせず，手を添えたままジッと追尾していると，これがむしろクライエントにとって掛け替えのない力づけになったり，気持ちを落ち着かせ，自体にたずねたり，確かめたりする余裕を持たせ，自分のからだの状況もよく分かるようになって，やる気を起こさせ，自分自身の力でここを乗り切ろうという努力ができやすくなることが多い。すなわち，難所越えには，クライエント自身がその気になって工夫・試行することが大切だから，できるだけそうできるような援助が必要だが，援助者はともすればここでついつい強力な援助をしたくなり，補助・介助をしやすいものである。もちろん後述するように，そうしなければ乗り越えられない場合もあるが，ここでみたように，相手の力が出しやすいように，相手にお任せして，力の出てくるまでをジッと待つ方が効果の挙がりやすいことも少なくないので，相手によって適切に対応することが大切になる。

4）指　示

前項ではもっぱら手を添えて，相手の動きに沿ってこちらも同じように動いて行くだけだったが，ここでは課題動作をできやすくするため，動き方や動きの方向，速さなどを誘導したり，余計な緊張や動きをしないように指示するなど，相手の動作を積極的に励まし，誘い出し，押したり・引いたり・支えたりする援助が有効な場合の話である。動きの道中のあるところで迷いを生じ，動揺したり，緊張したり，動きにくくなり，あるいは動けなくなったりしたとき，前項のようにジッと待つことで効果の挙がることもあるが，これだけではいつまで経っても打開の道が開けそうにないこともある。そんなとき，これまで添えていただけの手で相手を少し押さえるとか，離しそうにする，強く押すなど，一種の合図を送ると，途端にやる気になったり，迷い・戸惑いから覚め，難しさから解放されるなどということがある。それでも，そんな合図や誘

導が抵抗を生じたり妨害的に働くこともあれば，地獄にほとけのように絶大な救いになることもあるので，その辺りの用い方はそれぞれに心しなければならないところである。なおここでも，ことばによる助言が同時に活用され，「こここここ！」「そこそこ！」「いいですよ！」「もう少し！」などと絶えず話しかけているのがよいようである。

5）補　助

　課題努力を始めればとにかく動きが始まる。ところが，たとえば腕挙げのように，途中で動揺したり停滞・低迷・停止，あるいは軌道を逸れたり，戻ったりなど，難所に差しかかることが多い。そんなとき，クライエントの肘なり，手首なり，あるいは指先なりを軽く持って，そこから脱出できるようにコースに沿って動かすとか，引く・押すなどや，あるいは肩や鎖骨を上から押し下げるようにして脱力をしやすくするなどして手伝ってみると，それほど大きく動かすわけでもないのに，その節目や難所を脱出できて，後は順調に進行できることが多い。膝立ちで股関節の左右屈げや立位での腰入れとか，あるいは脚の踏み締めを実感させるため肩に手を当てて上から押し下げるようにする，足裏の踏みつけの感覚や両足と爪先・踵などにおけるバランスの取り方を実感できるように肩なり腰を支えながら前後左右に重心を移動させるなどは，よく用いられる動きの補助の例である。その際，からだの動きやバランスが取れればいいというのでなく，それを通して，クライエントが自体を動き・動かす感じや動かすからだの部位の感じが分かるようなふうに補助するのでなければ意味がない。したがって，そうした補助をしながら，相手にその感じや，やり方が分かるように，分かるまで補助することになるが，そのためにどんな方法を用いればよかったのか，どんな方法をしなければならなかったのかなどを明らかにしておくことになる。そのためにはいつでも軽く，少しだけの補助でなければならないわけではない。いずれにしても，相手にできるだけ適したダイナミックな補助をすることになる。

6）妨 げ る

　治療においては課題動作の実現方向に沿って補助するのがふつうだが，それ

とは反対に，動きに逆らったり，妨げたりすることで相手にも，こちらにも動きの仕方や特徴が却ってよく分かるということがある。たとえば腕挙げの動きそのものはいちおうできるが，どうも挙げるという努力の仕方がしっかりとは分かっていないような場合，その腕の動きに抵抗するような，あるいは動きを押さえるような他動の力を加えると，それをさらに乗り越えようとして，改めてしっかりした力を入れるとか，入れ続けるとかすることになり，その力を入れる感じがいっそう確実になるということがある。立位や膝立ちにおける腰入れや股関節の左右屈伸，腕を伸ばしたり屈げたりするとき，手首の屈げや伸ばし，股や膝の関節の屈げや伸ばし，体軸の確認や姿勢を正そうとするときなどにはこの抵抗や逆らい，妨げによる援助で動きの感じ，弛める体験を明確化するのに大きな役割を果たすものである。

7) 介　　助

　膝立ちで股関節が屈がって伸びきらないとき，その股を伸ばしなさいといっても，あるいは少しばかりの補助程度ではなかなか自分で伸ばせないだけでなく，補助しようとすれば却って強く屈がってしまうような場合，屈がろうとする強い力を押しとどめ，あるいは伸びない股関節を他動の力で充分に伸びきるまで手伝うとか，猫背の緊張を自分で弛めるとか，背筋を自分では真っ直ぐにできないとき，他動の力で弛めたり真っ直ぐにしたりできるようにかなり強い力で手伝うものを介助とする。大ていの場合そうした動きが本来ならできるはずなのに，気持ちが不安定でその気になれないとか，委縮している，思い切れない，怖い，どうやったらよいか分からなくなっている，敢えてやらなくても現状に安住していたいなどの気持ちのため，当人自身に任せておいたのではどうしても乗り越えられないので，強い介助で手伝ってみると，それが踏ん切りの機会となって，難所を乗り越えられるようになることが多い。いったん踏ん切ってみたら，「なーんだ，こんなに簡単だったのか」などというように，動作も感じ方もが大きく変化し，「眼から鱗が落ちた」とか「世界が明るく変わった」などということにもなりやすい。

　また，肩や肘，足首などの関節が習慣化したり慢性化して関節可動域が狭くなっている人の場合，それを拡げていくことになるが，当人自身の気持ちや努

力だけではなかなかその壁を乗り越えることができないのでどうしても他動による介助が必要になる。その場合でも，クライエントの気持ちを無視して，ただむやみやたらに強い力で動かしたり，支えたりすると，不安や不満，抵抗や防衛，不信や恐怖，あるいは失神などをさえ引き起こしかねないし，さらには腱の損傷や筋肉の断裂とか筋膜破裂，骨の損傷や骨折などの懼れも否定しきれない。そんなやり方でなく，他動によるやや強い介助の力を入れたり弛めたりしながら，難所越えの場合と同様，相手がそれに合わせて協力し，自ら緊張を弛めたり，力を入れたり，あるいはさらにはそこを動かそうとしたりしながら，その壁を自分で活性化し，自己処理していくような共同作業の対応ができるようになるまで，ジックリと時間をかけて待ちながら，しかも途中で譲歩したりうやむやにせず，目指すところまでを充分に介助していくということが，相手の状況を充分に見定めることでもあるし，これがそのまま治療法としても役立つことになる。

3. 援助すべき治療体験

A. 自己治療が前提

　先にインテークで体験の捉え方として主動感やら自体感，リラックス感，現実感，存在感，自己感，お任せ感など，重要な治療体験について，その状況を治療開始に先がけて予め診ておくことを述べた。そして，動作療法の働きかけで生活体験の仕方が治療的に変化することを期待するのもほとんどそれらの諸体験であるといってよい。それらのうちあるいはただ一つが変化するだけでよくなる場合もあれば，いくつかが相連れ変化してはじめてよくなることもある。ところで，そうした諸体験はいわば抽象的に概念化すればこういう項目になるというだけのことであって，そうした体験が直接的にいきなり経験できると期待するのは難しい。治療セッションで動作による課題努力法を進めるうちに，クライエントはその場で課題実現を努力し，現実に身体運動をしてみて，援助者とのコミュニケーションのなかで，ふだんとは違うさまざまな体験をす

る。それらの具体的な体験を経験するなかでクライエントは自らの必要とする治療体験を選び取り，あるいは欠けている体験を補い，あるいはより望ましい体験に仕上げていくと同時に，よりよい自己管理にも努力していくことになる。

　すでに述べたように，人は誰でも自らこころの健康を維持しようと真摯に努めて生活しているものだが，その人が他人に心理治療を求めてきたのは自分独りで乗り越えるのが難しくなったからである。だから，クライエントは本来自分自身でよくなろうと努力しているものであり，しかも適切な援助さえあれば自らよくなっていけるはずの人である。したがって心理治療とは，クライエントが自らを自己治療しようとする努力を適切に援助する活動である。だからクライエント中心は当然のこと，治療者が勝手に進めるべきものでもない。クライエントのニーズに対応して，できる限りの援助・働きかけをすることになる。もちろん治療者の力量に応じて選択・決定した治療プログラムだが，動作の場合はそのなかで責任を持って有効な援助をすることが必要だから，指示や誘導，強い補助や他動の介助なども含まれるのは当然である。

　動作による治療セッションで，クライエントは動作することとそれに伴う体験をさまざまに経験しながら，それを自分のための治療体験として選び取り，自らよくなっていくものといっても，それはどんなものでも構わないということではない。具体的にどんな体験をすればよいのか，治療者としてはそのためにいかなる体験の経験を援助すればよいのかについて一応の目安を立てておく必要がある。もちろんそうはいっても，治療者の推測・予測通りにいくとは必ずしもいえないし，クライエントも自分でもどうしたのか分からない努力のうちに，思いもよらぬ形の体験をしていることもあり，それがプラスになる場合もあれば，却ってマイナスになることもあるので注意しなければならない。

B．自体への直面・対応

　からだを動かそうというのだから，まずこころがからだに向けられること。内向きといえば普通は自らのこころ，自分自身の在り方や性格，能力など，自己の核心に向けられるものだが，ここではそこまででなく，自分のからだとい

うところが特徴である。自分の核心に向けられるとなれば，多くは反省を伴い，どうしても防衛が働き，抵抗心も湧けば，逃げにもつながりやすい。それに対して自体というのは，外界向けと較べれば内向きだが，自己の核心からすれば外的な客体だから，その核心からは距離があるから安心して自体を受け容れやすい。ところが，実際には自分のこころの活動と自体の緊張や動きは平行というよりも同形だから，からだの動きはそのままこころの動きを表現するので，自体を見ながら実は自分のこころの動きに直面することになる。ふだんは外界環境や人間環境，あるいはことばや論理など，外向きに誤りなく注意を払って生きているのだから，それとは反対の，いわば内向きの自体などにはほとんど注意を払わない。病気にでもならない限り，いつもはほとんど注意を向けることのない自分のからだに真正面から向かい合い，改めて自体を認知する。肩や肩胛骨，背中や腰など，ふだん頭では分かっているつもりでも，いざ動かしてみると，それらの部位が自体のどこにあるのか，どこへ力を入れてよいのか分からないということに気づく。いまさらのように自体マップへの関心が生まれ，その現状に気づき，特定部位を動かし，そこが動く感じを改めて体験する。そこで自体感を明確化し，目指す動きと目指さない随伴運動への対応，日常作業における自体の認知，動かしていくプロセスにおける初動，難所，終盤における自体感の違いなどに気づくことになる。

C. 動かす感じへの直面・対応

　自体を動かすに当たって，対象となるからだを自分が動かすという感じも，ふだんにはほとんど気にしないままである。むしろ坐ろう，立とう，歩こうと思えばほぽたちどころにその通りからだが動くのだから，改めて動かす感じに注意を向けるというのも，また新鮮な体験になりやすい。肩や肩胛骨，背中や腰などをさて動かそうとしても，ふつうはそれほどたやすく動かせないものだから，そこを動かすためには改めてそのいわば自体操作の仕方を工夫しなければならない。あるいは動かせるよと言うので動かし始めれば，途中で分からなくなったりあらぬ動きになってしまうので，それを修正しなければならないが，それも容易でない。随伴運動を制御するとなれば，なおいっそう難しい。

また動きのプロセスにおける初動，難所，終結などでは，その部位だけでなく，それ以外の動きをそれなりに制御しなければならないが，それぞれのところの動きをそれぞれ適切に異なるやり方でしなければならない。意識的なやり方だけではできないとき，意識下を意識化して動かさなければならないが，その要領はまた格別だし，さらにそうして意識化したやり方を再び意識下化して日常的にしていくとなれば，なおいっそう容易でない。だが，そうした意識化や意識下化の要領を得た後の動作努力の仕方は以前に比べて比較にならないほどの深みと確かさを持つことになる。

D．外界への直面・対応

自体への直面のところでは内向きについて述べたが，反対に外向きについても，ふだんほとんど注意を払わないまま生活しているが，動作ではどうしても直面せざるを得ない外界がある。それは重力と大地に対する対応である。従来の心理学でも，ことに心理治療の分野ではほとんどこの問題に注目することがなかった。だが，現実には，人体というカプセルで生きている人間にとって，重力への対応は欠くことのできない課題である。それができることによって，自分を三次元空間の中心に置いて上下軸，遠近軸，左右軸を手がかりにした認知や動作による世界観の基礎が形成される。また人間がタテに立って生活するのを基本としている以上，真っ直ぐに立つ，体軸を屈げたり，反らせたり，捻ったりせずに立てる，体軸が頑なで柔軟性を欠くなどというのは，主体のこころの在りようの偏りを思わせるに充分である。また足が地に着かない，爪先立ち，踵が浮く，腰が据わらないなど，大地への脚の踏み締めや足裏の踏みつけがしっかりしない，両脚が均等に立てない，立位のバランスが取れないなどというように，それぞれ特有の不安定な体験様式を表現することばがある。また物理的にせよ社会的にせよ，外界への対応の構えとして自然に現れるのが姿勢である。スンナリと伸び伸びした姿勢もあれば，萎縮して小さくなった姿，虚勢を張った横柄な構え，卑屈に歪んだ形，下半身に対して上半身がそっぽを向いた斜めの構えや斜頸，鬱屈した円背や腰を落とした身構えなど，形容詞そのものは当たらずといえども，それぞれ独特のこころを診ることはできよう。

そうした外界への対応の仕方を変えて，無理なく重力に対応して，大地をしっかり踏み締めて立ち，体軸を自由・柔軟にして真っ直ぐに立て，楽で自然な姿勢で生活するような体験の変化の経験が重要になる。

E．相手（援助者）への直面・対応

　援助を求めてやってきた以上，その相手を治療者として受け容れ，その援助に納得して課題の努力をするのが当然のように思われるが，現実の人間と人間の関係であってみれば，そうたやすくそんなことはできかねる。まず相手を受け容れ，その援助を受け容れる気持ちになれるまでが一苦労である。そう言うと，受け容れられるまでは動作法に入れないものと思われやすいがそうではない。動作法抜きでどうやって動作療法とその援助者を受け容れられるというのであろうか。動作法と受け容れとは別個のものでなく，始めから動作法をしながら，そのなかでクライエントがその相手を治療者と認めて受け容れる気持ちになり，彼の援助なら受けてみようと思い，その援助の方法として設定する動作の課題を実現しようと努力しながら，だんだんその方法に馴染み，乗ってきて，その過程における体験から相手の援助が治療的であることを理解できるようになっていくのがふつうである。
　こうして課題の選択にも，その実現への援助にも，あるいはその過程において自分を受け容れてくれる様子，刻々の経過に伴う適時・適切な動作援助，密着共感的な対応，自分を限りなく理解しようとしている援助者についての素直な認知，治療者への信頼感，それにもとづくお任せの気持ちなどの実感的な体験が治療に重要な役割を果たすことになる。

F．自分への直面・対応

　自分自身の動作の仕方を通して明らかになってくる自分のやり方，生き方の偏りや不全・未熟・誤りに直面し，硬さや緊張，痛みや不安，怖さや逃げ，ごまかしや"実感なきやり過ごし"などに改めて気づき，これまでのプライドや「我（が）」を捨てて，自らの硬さや偏りなどに対応する努力の仕方を工夫すること

から治療過程は進行する。また，自分の意識努力では動かせないからだが，充分にリラックスしたいわば半意識下の気分だと思いがけなく楽に動くなどの事実に直面して，自分が主動することへの抵抗や不安・恐怖などに気づき，そうした感情や抵抗の自己処理とかそれへの対応，意識努力を離脱した動作努力の仕方の工夫などをすることになる。これまでの過剰・不要な緊張や動きを止めて，より適切で自分によりしっくりする緊張の仕方や，特定部位の弛め方，全身に亘るリラックスの仕方，随伴緊張を弛めながら意図通りに動かしていくための力の入れ方，タテ真っ直ぐにできない自分の気持ちの弱さや，体軸を真っ直ぐにできない萎縮した怖さなどから離れて，伸び伸びと自然に振る舞える動作の仕方を工夫し，体験してみるなど，動作を通して露呈される自分自身に対面し，それを乗り越えた動作の仕方を工夫し，試し，実感してみることができるように，治療者が援助することになる。

G. 自分自身の変化への直面・対応

　動作について明らかになった自分のやり方に気づき，動かし，動くからだの状況，動作の仕方を変えるためには，ただ単に動き方を変えようとしても事はそれほど単純ではない。結局，当人自身の生活上の活動の仕方，やり方，在り方から生き様までのあらゆる心理的な努力の仕方が変わっていかなければ動作という心理活動もその変化を期待することができない。いかに強い他動の介助でもなかなか弛められなかった頑固な不当緊張が自分で処理できるようになって，人が変わったように緊張がなくなったときには，クライエントの表情から仕草，物腰からしゃべり方までがすっかり変わってしまい，以前にこの人が見せていた硬い表情，ぎこちない振る舞い，押し殺したような話し方などを同一人のものとはとても思えないまでになるという例は少なくない。すなわち動作が自然で伸び伸びとした仕方になるということは，その背後に無理のない，素直で，在るがままの自然体の主体の生き方があってのこととみなければならないということである。したがってまた，頑固な不当緊張が自己処理できるようになるという動作変化の難しさは，やはり動作レベルだけの問題でなく，その変化を可能にする主体の側における生活体験や生き方についての全般的な変化

が起きていなくてはならないからである。これまでの「我」を貫き，現状に固執し，変化を拒み，ダメと分かっていても怖くて捨てきれない保守的な主体が，その現状に気づいて反省し，過去を捨てて新たな在り方に変化したいと決意しても，それでもなお具体的な変化を起こす勇気と決断はなかなか容易でない。それを実行できるようになる糸口は，ことばや思考・理屈などでなく，具体・現実の動作の試行・実行である。目指す頑固な緊張だけでなく，それに付随するからだのあちこちにおける不当・不要な緊張や動きを，みずからの努力で弛めたり動かしたりできるようになるに連れて，徐々に気持ちがほぐれ，対話も楽になり，表情も明るく，物腰もスムーズで，考え方も自由になり，動作の課題にも積極的に取り組むようになって，生活全体にやる気が出てきたと思う頃になると，最後の牙城であった頑固な緊張がビックリするほど簡単に弛んで解消するという例も珍しくない。

　こうしていったん変化したら，そのまま変わることなく新しい主体が持続すれば結構だが，油断しているといつのまにか再び元の旧習に戻っているということもまた稀ではない。新しい自分の在り方を主体がうまく受け容れて，無理のないその生き方が自由・自然で望ましいと頭や理屈では分かっていてさえも，それをそのまま生活に取り込み，それに慣れ，身につけていかなくては本物の変化にはなりかねる。そのための方法はやはり動作法である。旧習に戻る最初の兆候はそれまでの永い習慣で培われてきた不当な緊張と余計な随伴運動に現れる。始めはごく微弱でも，放置しておけばその緊張が気持ちを不安にし，それがまた緊張を強め，こころを窮屈にするという具合の悪循環をもたらし，再び頑固な緊張に戻しかねない。そこでいかに微弱・微動であろうとも，そうした兆候を自分で監理・克服できるように，自己管理・自己処理の仕方を身につけていく必要がある。それは，ただ単に再発防止という受け身の対応のためでなく，積極的に自らのより自由で自然な動作と生活のための生き甲斐ある生き方を身につけるための努力として自らの変化を受け容れられるような援助が有用になってくる。

4. 自分で動かし，自分でよくなる

A. 自分で動かす

1）まず自分で動かす

　動作療法では課題実現に向けて主体が動作努力をすることから始まるのだから，とにかく自体を自分で動かさなければならない。動かせるところまではとにかく動かしていく。途中で動き難くなったり，動かせなくなったりするとき，そこからは動かし方がよく分かっていないなら，分かるまで試行しなければならない。だがそれは分かっているし，これまでは動かせていたのに，今ここへきて動かせないのは，そこに不当な緊張があり，あるいは余計な随伴運動が関与するからである。そこを乗り越えるには，がむしゃらに力んでも頑張ってもかえって余計に動かなくなる。一休みして気分を変えるか，動かす力をいく分抜きながら動かす力を強く入れていくか，あるいはできるだけリラックスしておいて，改めて動かしていくなどの工夫を要する。その際も，強い力を入れず，できるだけゆっくりと静かに，動かして動く感じを感じながら，不当緊張や余計な随伴運動の出現を感じ取り，それを抑制できるようにリラックスしながら動かしていく。それでもなおダメなら，自分で妨害緊張を弛めながら，援助者に手伝ってもらうとしても，なお自分の力をそれに合わせながらそこを越えていくことになる。いずれにせよ，動作療法では最初から動作の難所は自分で乗り越える努力によって成り立っている。いくら援助者でも，主体の努力を無視したり封じ込めたりして，自分勝手な援助をしようとしても，それは治療どころかかえって妨げにしかならない。繰り返しになるが，その意味でこの治療法は自己治療を原則とする。

2）動作できる感動

　何でもない人が自分のからだを思い通りに動かすということだけでも，気分が転換し，気持ちが爽快になり，こころがリフレッシュし，やる気が出るなど

という。ふつうはそれまで動かさなかった筋群を動かし，酸素を吸収して，血の巡りがよくなった故とされる。それも否定できないが，もっと重要なのは自分がいつも通り安定して自体を動かす努力をしている感じ，その通り自由に動く自分のからだの確実な感じ，動かし・動くという動作をうまく成し遂げている自分の満足の感じなどの自体感・主動感・実在感などという体験の関与が少なくない。というのは，からだの調子が不安定だったり，動きが重かったり，動きにくい，余計な動きになる，動かなくなる，動かすと痛いなどという人の場合，そんなからだの感じでは，気分も優れず，重苦しい，やる気がしない，閉塞感，不安感，落ち込み，抑うつ感，懼れなど，いろいろな負の体験が伴い，それがまたからだの感じに反映していっそう動きを重く，鈍く，不活発にしていきやすい。そんなさまざまな動きのよくない感じや，動作の難所などを乗り越えるには，力を抜き，緊張を弛め，ゆっくりと静かに動かしていくのだから，筋力や酸素，血の巡りなどに関して，大したエネルギーを要するわけでない。にもかかわらず，それを乗り越えた喜びや興奮，満足感，感動などは動いたからだの生理的な効果よりも遥かに大きいからである。もちろんふつうの人の場合よりも自体感・主動感などでもずっと感動的であろうが，乗り越えた満足感，自分が自分を変えている，できなかったことを自分が只今やれている，自分にはやれる力があるなどの感じはもっとずっとこころに沁みる喜びになると思われる。

B.「そこ！」「それ！」「そうそう！」

1)「そこ！」「ここ！」

　不当な緊張があって動きや体軸，姿勢などが妨げられているとか，動きや体軸がしっかりしないといっても，心理治療を求めてやってくる人のことだから日常生活上の動作は一応できているはずなので，その緊張が強すぎて全く弛められないとか，全然動かせない，軸が歪んでいるので全く立てないなどということはあり得ない。弛めようとすれば，いくらできないといってもある程度は弛められるし，動かそうとすればかなりのところまでは動かせるのが普通である。体軸だって，屈がりっぱなしで些かも動かせないというわけではなく，屈

げたり伸ばしたりも全然できないとはいえない。「自分でどこまでできるか，やってごらんなさい」と励ますと，あるところまではそれなりにできるものである。ある程度の所まで行くと，それ以上は弛められない，動かせない，難しい，感じが分からなくなった，震える，怖い，痛い，コースを逸れるのが分からない，どうやったらいいか分からない，無理だ，諦めた，などということになる。こうしてできるところからできなくなるところへの境目がやってくる。この境界は話としては明瞭のようだが，現実にはなかなか捉え難い。境界が点であるよりは，かなり曖昧なしかも広い幅を持っているからである。それは動作している当人にとってはもちろん，それを診ている援助者にとっても同じように容易でない。その境目をなるべく適切に「ここ！」として捉えることがまず援助者にはできなければならない。動作している当人にはそれがなかなか分かりにくいが，援助者の方が分かりやすいのがふつうである。少なくとも，当人よりも早く気づくことが大切になる。それも早すぎたり遅すぎたりせず，まさにいま「ここ！」を感じ取ることである。

　その「ここ！」が分かったら，援助者はそれを相手に「そこ！」として伝えることになる。もしもそれがうまく伝えられたとすれば，当人はそれを自分の努力のプロセスにおける「ここ！」として受け取るはずである。そのプロセスのなかで「そこ！」として伝えられた「ここ！」での感じこそ，あなたにとってきわめて重要なポイントですよという意味の伝達である。にもかかわらず，相手がそれをそのように受け止められる場合もあれば，それができないこともある。そういわれたけれども，自分には実感として感じられないということもあれば，自分はもっと別の所こそ境目だと感じているということもある。また，そう言われたが，まったく感じとして分からないということもある。この辺の事情は今後の重要なところだから，具体的な感じや努力の様子，体験の仕方の変化などについてお互いに話し合いながら，しっかり押さえておかなければならない。というのは，この境目が難所の始まりで，それを乗り越えていくのが，治療におけるこれからの重要な作業になるからである。さて「そこ！」が体験として実感できたら，クライエントはその「ここ！」を乗り越えようとして，工夫を凝らしながらさまざまな試みを努力する。その試みの状況は緊張や動きとして援助者の張り巡らしている視覚や触覚，相手の動きの感じなどに

キャッチされる。そのなかからある緊張や動きが適切なものとして捉えられたときは、すかさず「それ！」とか「それよ！」などといって、只今の試みが適切なものであることを相手に伝える。相手は自分の力の入れ方、弛め方、あるいは動かし方のうち「それ！」と言われた只今の〈これ！〉がよかったんだな」と認知することになる。当人にはそう言われなくても、今のはよかったと感じていたかも知れないし、よくは分からなかったが、「それ！」といわれて後から追想すれば「なるほど〈これ！〉がよかったんだな」と思い当たるかもしれない。よくは分からなかったが、「それ！」の辺りの試みを注意してまたやってみようとやり直せることもある。

2）「そうそう！」「できた！」
　こうして「それ！」によって「これ！」が動作の体験として明確化できるようになったクライエントは、自分の「ここ！」や「これ！」の体験に気づき、それに注目しながら、さらに動作を進める活動に乗ってきやすい。そして自分の体験を理解してくれている援助者に見守られながら、その後の弛めや動き、体軸へのチャレンジなどを積極的に企て、いっそうの工夫を凝らし始める。そんな独自の試みや努力が彼にとって適切であり、成功しそうなとき、それが当人に分かっていることもあれば気づかないときもあるので、うまくできたときは「それそれ！」「いいですね！」「うまくできましたね！」というような助言をする。それがよく理解できれば、相手は自ずから「これこれ！」「これでよかった！」「できた！」と認知し、成功感を楽しみ、ますますやる気になっていく。

　すなわち援助者は相手の努力・工夫・試行・独自の研究などの状況を診ながら、「そこ！」「それ！」「そうそう！」を適切・的確に見定められることが大切だが、同時に、それを伝えたとき、相手がどれだけそれを自分自身の体験と一致した「これこれ！」として受け容れ、感じ取り、それを自らの努力に取り入れ、活かしていけるかどうかを明らかにしておくことになる。「そこ！」や「それ！」「そうそう！」などが相手の努力や体験と一致すればするほど、クライエントは自分の体験が治療者の体験に一致していると感じ、自分の気持ち、体験をよく理解してくれているものと思い、共通の理解と体験のもとで治療が

進んでいることを実感しやすくなる。こんなタイプの援助がうまくいくということが、心理治療におけるきわめて重要な治療関係ないし信頼関係、さらにはお任せ関係の基礎になるからである。こうした信頼関係がどのように作れそうか、それは緊張・動き、体軸などのうちどの動作においてできやすいか、どれではでき難いか、相手はそれに乗れるか乗れないか、どの程度までならそれができるか、などを確かめられることが大切になる。それには、援助者が今こそ「ここ！」と認知でき、よい動きを「これ！」と弁別し、積極的な努力の成功をクライエントが「できた！」「これでよかった！」と感じられるような「そこ！」や「それそれ！」として適切に援助できることが条件だし、それが相手の体験とまさに一致しているという的確な推測・判断ができなければ相手からの信頼関係はなかなか容易でなくなるので、ふだん援助のための腕を磨いておくことが重要になる。

C. 微緊張・微動

1）過度・過剰な緊張

　からだを動かすには意図通りに動かすための力を入れさえすればよいのでなく、必要な力をうまく動かせるように、これから動かすべき部位の力を抜いて地ならしをしておくことがまず大切である。すなわちうまく力を抜きながら必要な力を入れていくというのが一般的な動きのプロセスである。その事前の脱力がうまくできないと、その後で動かすために入れるべき力の加減が分かり難くなって入れ過ぎたり、入れ足りなかったりするし、あるいは入れるべき部位が分かり難くなって、あらぬ部位や入れるべきでない部位に力を入れてしまい、お目当ての部位はお留守になってしまうということにもなりかねない。また、動かす場合、必要な力だけが適切に入れられればいいのだが、大ていはそれ以上の強い力が入れられる場合が多い。本当はそれほどの力はいらないのに、弱すぎることを怖れてのことである。それでもふつうの人だと一応は動くので、それで良しとされているが、いったん不調になると、その過剰な力のため動きの状況が分かりにくくなり、いっそう過剰な緊張をしやすく、それだけ動きも不適切になりやすい。これが不当な緊張となり、過剰努力や不要な随伴

緊張を産み，それが習慣化し，さらには慢性化するかもしれない。そんな状況になりやすいのは，力を抜くとか弛める，リラックスするというのは怠けに通じ，緊張を欠くということは怠惰を意味する，休みや休養は人に後れをとる，などという不安や懼れを誘う元凶だから，いつもこころを張り詰め，緊張状態を維持してそれを弛めないばかりか，むしろそれ以上に緊張すること，頑張ることでこころを安定させようとする一般的風潮の故だが，それこそ現実はまったく逆で，力を入れ，緊張し，それを強めれば強めるほど，動かす努力の感じ・動く自体の感じが分かり難くなり，目指す動きを困難にし，不要な動き，有害な緊張を生み出し，気持ちを焦らせ，不安定にし，自信を喪わせ，落ち込ませたりさえもしかねない。

 2) 力を抜き，緊張を弛める

　これまでのところから分かってきたように，ここで大切なのは緊張することではなくて，力を抜くこと，抜けること，緊張を弛めたままでいられること，抜いたままの状態を維持しながら，動きに必要な程度で最小限の力を，目指す仕方に従って入れていくことである。それは日常生活におけるどんな動きに対してもいえることだが，ここ動作療法では動くことそれ自体を目的とするふつうの動作とは異なる特殊のやり方をすることになる。動き自体が目的でなく，それはいわば方便であって，そのプロセスにおいて得られる動作する体験，それに伴う体験，それを援助される体験などがクライエントのための治療体験として役立つことを真の目的としているからである。

　ふつうの動作と違う動作の仕方というのは，目指す動きができさえすればいいというのでなく，そのプロセスを通して治療体験に役立つようなさまざまな体験が得られやすい条件が作れることである。それには，先にも述べたように，むやみに力を入れたり，頑張り過ぎたり，過度の緊張，不要な動きが妨げになるのはもちろんだが，課題実現にちょうど適度の努力でさえ，ときには望ましい体験を妨げることもある。というのは，適度の力というのは何といってもやはり動き・動かすための力だから，どうしても動作することそのことの体験，すなわち動作体験に注意が集中されるのはやむを得ない。もちろんこの動作体験そのものも治療体験として重要な貢献をするので，この条件は当然重視

しなければならないが，さらに必要な治療体験のためには，この動作体験に留まらず，それから注意を逸らして，それに伴う諸体験に注意がジックリと向けられることである。

3）微緊張・微動

　動作体験への注意を逸らすのにもっとも有効なのは，すっかり力を抜き，動かすことを考えず，完全に緊張から解放されることである。この何もしないで完全リラックスというのはそれ自体こころの休養，リフレッシュ，意欲の再活性化などに有用とされるが，本当に何もしない無念無想ではいられないのが凡人の常。よほどの達人ならいざ知らず，ふつうはそう理想通りにはいかないので，そのためには，公案禅や数息観，念仏，その他の行などのように，何らかの対象に，あまり熱烈でなく，あまり意識的でない注意を向ける方法を取るものもある。動作療法でも，何もしないのではなく，動かし・動く課題に注意を向けるのだが，それは課題動作を実現できる程度の力でなく，それよりもずっと弱い力，それもできる限りの微弱な緊張で，しかもなお課題に向けてなるべくゆっくりと静かに，微かに動かしていくという課題に努力するのがよいようである。しかもここでは坐禅の禅定や悟りを得るのが目的ではないから，無念無想でなく，微緊張と微動によって課題通りの動きをジックリ・ゆっくり進めながら，その過程で得られるさまざまな体験をそのつどつどに従って，何のこだわりもなく，在るがまま，感じるままのものにこころを配っていくということを試みる。

　もちろんこんなことができるようになるのは，動作療法の最初からというわけにはいかない。ある程度まで動作と体験が分かるようになってそれがジックリと味わえるくらいになるまでは容易でない。速くても第二期の後半くらいからということになろう。だが第三期に入れば，このやり方が分かるようになると同時に，むしろこれを積極的に進めるのがよいようである。この時期からは，それまでのいわばお仕着せの受動的なやり方から能動的な自分のやり方に移り，それを発見して創り出すことに重点が置かれ，後述するような自己処理や自己選択をできやすくする条件になるといってよい。第四期に入れば，いよいよこの条件に慣れることによって自己管理もよりやりやすくなる。

5．自己治療とその援助

A．自己処理

1）ピクピクの出現

　動きが思うようにできなかったものができるようになるということは，見かけはからだの動きだが，実は主体が自分への働きかけができ，それが有効にできるようになったということである。反対に，それがよくできるようにならないから，適切な動きができないだけのことである。その働きかけがよくできないというのは，具体的に言うと，動かしていく途中で難所に差しかかり，からだが重くなったり，緊張や痛みが出たり，動かせなくなり，あるいはあらぬ方向への誤った動きになったりするので，援助者には比較的に分かりやすいが当人にはそれがなかなか分かりにくいので，「そこ！」とか「それそれ！」などという援助も必要になる。その難所に差しかかったことがもっとも良く分かるのは，なるべく充分に脱力した微緊張の状態で課題の動きを進めていると，あるところでピクピクという発作風ともいうべき微動が起こることである。これは援助者にとって，目で見ているだけでも分からないことはないが，相手の動く部位に手を触れ，あるいは添えながら，動きに沿って追随するか，ごく弱い力で動きを補助しながら，追従していくような・動かしていくような微妙な触れ合いをしているときもっとも分かりやすい。

　このピクピクが出たときの気持ちをクライエントに訊ねると，ほんの一瞬のことであったり，ごく微かな感じながら，不安なり，いやな気分，厳しい，怖い，ゾクッとする感じなどを体験するという。なかには最近不安に思っていること，不快な出来事，いやな場面，嫌いな人間の顔なり姿なり，怖い感じなどの具体的なイメージがぼんやりと，あるいは明瞭に一瞬現れたがすぐに消えてハッとしたなどということもある。しかも微かだったり，ごく短時間のことだからそれほど後には残らないにしても，何か全身が震えるような，どこかへ落ち込んでいくような，何ともいえない怖いような感じになるということもあ

る。そのとき，からだがピクピクとするのに気づくかと訊ねると，ほとんどの場合気づいていない。しかも目指していた動きは，あたかも動かすという課題や努力を忘れてしまったかのように，あるいは茫然自失したかのように，大ていそこで停まってしまう。そして，「なぜ動かさないの？」と訊ねられてやっと改めて動きに取りかかるが，後は何となく気が抜けたような感じになってしまうのがふつうである。ことに始めてそうしたピクピクに出会ったときは，何か大きなショックに見舞われたという感じに見える。そこで動作のこの回のトライアルは一応終了。次回の試行に当たり，そのピクピクを予想しながら，それへの対応を考えて，そこを乗り切る工夫をするように助言をして，改めて動かしていく。しっかり胆を決めていくといくらかのピクピクは見られても乗り越えていける人もあるが，やはりそのピクピクに拘り，それに負けて，後は投げやりになったり，まったく訳が分からなくなっている人も少なくない。

2）自己処理と援助

そこでこのピクピク越えをさまざまに工夫し，あれこれ試行することになる。その越え方は人によってさまざまだが，一般的にはそこへ来たら，改めて当人にとってのできるだけ充分な深いリラックスで，ピクピクを受け止めるか，ピクピクに打ち克つような形の力を入れて動かしていくことだが，そのまま力を入れる方はどうしてもピクピクを助長しやすいので，弛緩方式ということになる。深い弛緩・脱力ができて，その弛緩したままで動かす力を入れていくことができれば，ピクピクも出なくなって，予定の動きを為し遂げることができるようになる。もちろんそうなれば，不安や怖さなどの感じも出なくなり，動きもスムーズで，からだも軽く，気持ちも自由になってくる。この状況から見ると，当人の気持ちの拘りや不安など生活体験の問題点がこのピクピクにそのまま表現されており，彼が自体を弛めたり動かしたりするなかでの努力と体験が自分の治療体験になるように工夫しながら，その問題を自分自身で自己処理していくプロセスとして捉え，理解することができる。このプロセスを自分独りで処理できるケースもなくはないが，やはりなかなか容易でないので，援助者の出番ということになる。その際とくに注意しなければならないのは，動かすことにこだわらず，努力と動きに関わる体験とそれに伴う諸体験が

ジックリ味わえるように，そしてそのなかから彼が自らのために必要・有効・有用な治療体験として選び取っていかれるような援助の仕方ができることである。それにはピクピクと出現する瞬間的な緊張をその場で即座に自分で弛められるようにいかにして充分なリラックスをするのか，またそのためにはどんな心構えや努力が必要か，そして，実際にそうできるための要領を身につけられるために，必要な補助なり介助で適切に援助介入できることが大切である。と同時に，クライエントの関心が課題実現よりも自分の体験の在りようにしっかり向けられるように，そのつど，共同注意と密着共感的な理解を深めながら，クライエントの努力と体験の仕方を彼と共有してジックリ話し合いながら，治療のプロセスを進めることになる。

B．自己選択

1）次々に処理対象を自分で選べる

　ある動作や問題がある程度まで自己処理できると，それですっかり良くなると言う場合もあるが，それよりも多く見られるのは，それに関連したほかの動作や問題が困難や不快・不安として改めて感じられやすくなる。ある難所が自己処理によって越えられるようになればそれでお陰様でといって終わりになることもあるが，もっと新たな難所が出てきて，「先生，ここもやって下さい」などと別のところに気づいてくる。それが越えられると，またほかの難所に移っていくということがしばしばである。肩凝りがなくなると，頸痛や背中の痛みが出現，それを自己処理できると，さらに肩の特殊な凝りや腰痛を訴えてくる。それが処理できると腕が痛んだり手や足が問題になったりする。これは一見したところ症状の転移や再発のように見えるが，そうでなく，ごく普通の治療過程の経過に過ぎない。難所や困難が一カ所にしか現れないというのは誤りであって，生活体験の仕方の偏りはむしろからだのあちこちに，しかもいろいろな形で潜在化しているものだから，動作についても，ただ一つの難所だけに集中して現れるものとは限らない。もちろんただひと山に集中ということもなくはないが，むしろそれは特殊例とみるべきである。おそらくいくつもの難所がいずれも関連し合って同根から生じており，そのうちの特に目立ったもの

が主たる問題としてまずクライエントに感じられるものと思われる。ある一つの対象に注意が向けられると，ほかのものには対応も疎かになるし，こころも及び難くなるという心理現象は，一般にみられるところだが，からだの部位や動作の感じ，体験の状況などについてはことのほかその傾向が顕著である。その目立ちの一番手がなくなると二番手が現れ，それが処理されれば三番手という具合に順を追って感じられやすくなる。こうしていくつかの関連する問題を処理していくことによって根元にあった問題が徐々に軽減・消滅していくのは当然のことで，それを単なる症状転移などとするのは当たっていない。それどころかこの現象こそクライエントが自分で処理すべき部位や問題に自ら気づき，それを自分で選択し，改めて自己処理の対象として取り上げていくのだから，それ自体が治療の望ましい進み方を示すものというべきである。しかもどこの，どんな動作を，いかなる順序で，どのようにして処理したらよいかまでを自分で選択して，どう実行に移せばよいかが分かってきている証拠といってよい。

2）自己選択は治療の本質

こうして自己選択は治療を深め，拡げ，より確実にするためのクライエントにとってのもっとも基本的・本質的な努力といってよい。それにはなるべく充分にリラックスした状態での微緊張による動きが必須条件になる。というのはよく弛緩してこそ自分の気持ちに素直に直面でき，体験を良く感じ取ることができやすいからである。さらにもしも，前項に述べたような自己処理がある程度までできるようになっていれば，なおさらその選択はやりやすくなる。したがってまったく初めてのクライエントにいきなりこうした努力を期待するのは無理で，おそらく第三期以降の段階でより重要な援助法になってくるはずである。こうした選択によって現れるピクピクとそれに伴う不安や痛み，いやな想い出やイメージなどは，それが出ることによってクライエントがそれに気づき，それに注意を向けて取り上げ，それを対象にして自己処理ができるという意味で，むしろよく出てくれるのが望ましい。それが出てこなければ気づくこともできなければ，それを処理することもできないからである。しかしそれらがよく出てクライエントに感じられやすくなるのは，ふだんの意識が優位に

あるよりも，それが背景に退いて，意識下優位な努力のタイプになっているときといってよい。こうしてそれらが出てきてこそ，それを手がかりにして自己処理ができるし，それに次いで選択される新たなピクピクとその自己処理，さらに次々の自己選択と自己処理によって，動きの難しさも体験上の困難や問題もともに軽減・消滅していくことになる。ただし，そうした自己選択で露わになったピクピクや不安・不快・恐怖などの感じはいつでも順次的に逓減していくものとは限らない。ときには以前よりもより困難・強烈で自己処理できないとか，それに圧倒されて混乱に陥ることもないわけではない。ここでの治療者の仕事は，クライエントができる限り偏見や捉われ・既成概念などから離れて，自由・あるがままに自己選択できやすい条件ができるように援助すると同時に，困難や痛み，症状などに負けないで，新たな選択のたびごとにしっかり自己処理ができるように密着共感的な援助を尽くすことである。

C. 自己管理

1）肩弛めの自己治療

肩凝りに悩む人に肩を動かしてご覧なさいといってもなかなか動かせないのがほとんどである。そこで肩の力をできるだけ弛めましょうといっても，どうしたらよいか分からないのがこれまたふつうである。そこで，こちらの両手で相手の両肩を持って他動的に動かそうとしても肩周辺が非常に硬くてほとんど動かせない。大げさに言えば，鉄板のように硬い人もある。そんな人でも肩を上に挙げるというぐらいなら，こちらの他動介助で援助すれば，少しずつ挙げられるようになる。ある程度動かせるようになってきたら，肩胛関節の両側を外へ開くように肩を動かすことを試みる。もちろん自分だけではできないから，こちらの他動介助が必要だが，少しずつ動かせるようになってくる。他動で動く段階から，わずかでも主動で動き始める頃から肩凝りの軽減が見られるので，初めはあまりやる気のなかった人でも，この肩開き動作に熱心になり始める。だんだん大きく楽に動かせるようになるに連れて，「永年悩まされてきた肩凝りから解放されました」などというようになる。こうして肩開きが楽になってくると，その周辺のほかの緊張に気づいてくるので，肩胛関節の動かし

方を肩開きだけでなく，もっといろいろ違った動かし方でやってみたくなるし，肩胛関節だけでなく，頸や肩，背中から腕の辺りまで屈げたり反らしたり，捻ったりしたくなりながら残っている余計な緊張を自己選択しては自己処理を進めるので，それに連れてその辺り全体の緊張が広く弛められ，すっかり肩凝りが解消する。

2）意識下自己処理

　上述のようになったらそれで完全に肩凝りが治ったかというと，必ずしもそうでない。生活上の困難や悩みごと，焦りや迷いなど，人生の波風は絶えることなく襲ってくるので，そうした状況に立ち到るたびに，忘れたはずの肩凝りが出現しやすくなる。それが当人のこれまでもっともなれ親しんできた身の守り方，困難への対応の仕方だからである。だがそのつど，自分で肩を弛めるという新たに身につけた，あの秘伝で切り抜けることができるので，肩凝りの自己処理にはますます自信がついてくる。「自分には肩弛めがある」という自信による安心感がしっかりできてくるに連れて，肩凝りそのものがほとんど出なくなり，出そうになれば事前の肩弛めで処理できるし，これまでのように焦ったり迷ったりもあまりしなくなってきたというふうになりやすい。そのうち，困難や心配事などで気持ちが落ち着かなくなりそうなとき，肩の辺りに何か重さなり緊張なりを感じるが，そのうち自然に解消するし，同時に，とくに何かが解決したというわけでもないのに落ち着かない気分もなくなっていくということも体験していくという。肩凝りのよくなった人のなかでは，こうした似たような経験を持つ人が少なくない。

　この例に見られるように，肩部位における不当緊張の自己処理ができ，さらに自己選択によって肩周りの不当緊張についてまでも自己処理が進んでくると，その後も時どき出現していた肩凝りは現れなくなる。そうなった後も，気持ちが不安定になってくると，それが肩の辺りに緊張感や突っ張り感として現れるが，それをそうと感じているだけで，とくに弛めようとはしないでも，自然に処理されて，同時に気持ちも落ち着いていくという形で収まっていくことを示している。すなわち，ある程度まで自己処理や自己選択ができるようになるに連れて，気持ちが不安定になったとき，以前なら当然肩凝りのような不当

緊張に趣(はし)っていた主体が，もはやそうしたやり方でなく，いくらかの緊張だけで処理できるようになるということである。それは不安定になった気持ちが不当緊張として出現しようとするのを，いわばいち早く感じ取って，不当緊張となる前に自分でそれを処理しているのである。しかもそうした自己処理はいわば意識下レベルの努力で進められるので，主体の意識にはそれと分かるほどにははっきりした形でなく，軽い緊張感なり突っ張り感の気づき程度で済んでいる。この気づきも，さらに慣れるに従ってだんだん軽度になってくるが，しかしその後も外的には現れないにしても，主体にはやはりそれと気づかれていることが多い。

3）自己管理

こうしてこころの不調がもとでからだに現れようとする不当緊張が，意識に現れる前に，意識下レベルで事前に自己処理できるというのは，主体が常に自分のこころの状況，からだの具合，緊張や動きの様子などに注意を配り，何事かがあれば直ちにそれに対応して適切な処理を講じるというような自己管理の体制を取っているという証拠といえよう。考えてみればさまざまな外部からの侵攻や内部的な不調，その時どきの兆候にもかかわらず人間が健康をいちおう維持していられるというのは，生命体がやはりそれなりの自己管理機能を働かせているからにほかならないと思い当たる。その機能の一翼を担うのがここに見てきた動作における自己管理として位置づけられよう。生命体における自然治癒の現象などもこうした広義の自己管理機能の一面と見られるが，そうした生体の組織における自己治癒力というのは，生体の生命力だけに待たなければならないが，動作の場合は主体の努力によって自分で自分を変化させ，治療していくという自己治療の活動ができるというところにその独自性が認められる。その具体的な現れが自己処理，自己選択および自己管理という主体活動であって，動作療法の拠って立つ基本的な根拠であると同時に，心理治療が目指す共通の目標もまたここにあるといってよい。

この機能をなるべく充分に発揮できるのは，意識努力に待つところが大きいが，それだけでは限界があるので，意識下レベルの努力を活性化する必要がある。それには意識努力優位から意識下努力優位への移行を容易にするリラク

セーションを充分に深めること，随伴的な緊張や運動を促進したり抑制できるような自己制御の仕方に馴染むこと，微緊張や微動による課題動作の努力ができることなど，ふだんの生活ではほとんど注意されないような主体の活動の仕方を身につけていくことが重要になる。そうした活動をクライエントが独りでできるようになるということはほとんど期待できないので，治療者が適切な援助をしなければならない。しかもそれはあくまでもクライエントが自己治療をできやすくなるのを手助けするという役割を担うだけのことであって，治療者にとってそれ以上の何かができるわけではないことを明確に心得なければならない。

VIII

動 作 課 題

1．動作課題

A．課題の選択

　動作療法が具体的な動作パターンを用いる課題努力法によることはすでに何度も述べてきた。動作パターンといえばどんな動きでも当てはまるものだから，無数にあるはずだし，おそらくそのいずれでもクライエントが少なくともそれを実現しようと努力するのだから，大なり小なりの差はあるとしても，それなりに治療的な効果があるものと思われる。この療法がいかに急速に発展しつつあるとはいえ，また臨床経験の豊富な優れた仲間達からのたくさんのケース研究に裏打ちされているとはいえ，この方法は今まさに始まったばかりだから，現在のところ，私たちの経験のなかである程度確かに分かったという範囲のことしか言えないという前提で動作課題について述べることとする。したがって将来，経験がさらに深まり，臨床効果もよく挙がるようになるに連れて，より優れた動作課題がより多く用いられるようになるはずである。
　動作課題としてここに選んだものは，これを適用したところ，とにかくかなりはっきりした治療効果がさまざまにあったもので，しかもそのつもりになれば誰でもがある程度効果的に用いられるような，分かりやすい動作であり，しかもそれを援助者でなくても，自分独りででもある程度まで試みられるようなものとした。動作というものは三次元の動きであり，しかも時間経過をも伴う

ので，この四次元のパターンを二次元の平面に表現するのは大変難しいが，人体という誰にでもほぼ共通の形態と機能を持っているので，説明とともに図を見ながら，ご自身で試されればおおむね共通の理解ができるものではないかと思われる。

　どんな課題をどのクライエントに適用するかは，先にインテークで分かった不適当な緊張や動きの関わる動作パターンから取りかかることになる。その際，ある主訴に対しては特定の課題が対応するというように固定的に考えることはでき難い。"動作する"ということそのことが心理治療的に働くということが原則だからである。しかしそのうちでも，からだや動作の不調・不全・偏りに関わるものが主訴である場合には，それに直接関係する動作ないしそれに関連するパターンを課題にすることで効果の挙がることが少なくない。なお，たとえば膝立ちという大きな課題のなかにA・B・C・D・Eなどのように下位の課題が挙げてあるが，それはAからEへと順に進めなさいという意味で配列してあるのではない。いずれもそれぞれが独立した課題だから，そのうちのどれでも必要・有効・有用と思われるものなら，どれから始めても，どんな順番で進めても構わない。援助者なり当人自身で適当なものを適切に選べばよい。

B．課題の援助

　以下に示す動作課題はそれができるか否か，どのようなプロセスを辿るか，その動作をすることに伴っていかなる感じ，どんな体験を経験するかを見るのが最初の目的だから，それ自体いわば「テスト」としての役割だけと考え，なるべく詳細・かつ客観的な事実として捉えておく。次いでそのテストからその人の体験の仕方とその特徴を推測することになる。先に述べた動作することに直接関わる「動作体験」とそのプロセスに伴って経験する現存在感や現実感などの「伴う体験」が中心になる。さてそこからが「治療」の手続になる。この場合の治療とは課題ができるか否かではなくて，その課題を実現していくクライエントの努力をいかに援助するかという援助の仕方にかかっている。というのは，まったく同じ課題でも援助の仕方によってクライエントの体験の仕方はきわめて多様なものになり，それでよくなることもあれば，何の効果もないと

いうこともあり，あるいはさらにかえってマイナスの効果しかもたらさないということもありうる。もっとも重要なことは，身体運動ができさえすれば事足れりというような考えを捨てて，動作そのものはできても，できなくても，とにかくいかに努力するかが分かるように手伝い，そこでいかなる体験を経験できるように援助できるかにこころを尽くすことである。もちろん，まったく課題達成を無視して，何でも体験というのでは課題の意味がないので，大事なことは課題達成への努力が基本であり，これを共同作業として援助し，適切に課題が実現できるというその体験こそが治療にもっとも役立つものであることを強調しておきたい。

　どの課題もいわばごくありふれた動作ばかりだから，身体障害者でない限り誰にでもできるはずのものである。にもかかわらず，いざやってみるとなかなかそういかないことが多い。注意すべきことは課題の動作を実現しようとして力を入れすぎ，頑張って，むりやりに，あるいは一気呵成に，ありったけの力で遂行しようとしやすいことである。そうすると自分がどんなふうに努力しているのか，からだはいか様に動いているのか，それをどれほど細かく感じているのか，などのデリケートな感じが分からなくなってしまう。そのためなるべく余計な力を入れず，必要以上の力を入れないように，動いていくのに必要な最小限の力だけで，いわば課題のための純粋な力で動かしてこそ，初めて自分のやっていることをつぶさに感じ取ることができるというものである。後述するように微緊張や微動が課題としてあるが，できれば最初からどの課題も微緊張，微動で進められるようならそれが一番有効なやり方だといってよい。この原則さえ誤らなければ，課題はここに述べられた通りのものをきちんとその通りやらなくても，いくらでも変形を用いることができるし，そうした変形によって初めてクライエントにより適切・効果的な援助ができることになるかも知れない。

2．援助姿位

　動作療法で提示する課題はある動作をすることだから，いずれにせよある姿

位をとることになる。その姿位で指定された動作をすることになるので，初めにこの療法で用いる姿位について説明しておく。もちろん動作であるからにはいかなる形であろうと，姿位であろうと構わないが，これまでの経験から，この姿位をとるのがクライエントにとっても援助者にも楽でやりやすいですよという一応の目安であって，必ずこれでなければならないというわけではないので，援助の実際に当たってはそれぞれ各自で決めればよい。

A. 椅子位

　初対面のクライエントには椅子に腰かけて面接するのがふつうだから，そのままその場で直ぐにでも動作をみることができるという点で，もっとも手軽に始められる姿位である。ふつうは背もたれの付いた四脚の椅子で，肘かけのないのが望ましい。
　その椅子の腰かけ方の2方式をはっきり区別して，課題によって使い分けることが必要である。図8のAに示すように背中が背もたれから10-15センチぐらい離れて浅く腰かける浅がけと，図8のBのように背中を背もたれにピッタリと着けた深がけとである。浅がけはクライエントの後ろから援助するとき腰や背中が反り過ぎていないか，うまく屈がっているかなどの様子が見えやすいためのもの。また深がけは背中全面が背もたれにピッタリ着いているか否かが分かるためと，背中がタテ真っ直ぐに立てられやすい，背中や肩を反らせるとき背もたれが利用しやすいなどのためである。いずれの場合も腰かけたとき両足は揃えて，踵を床面に着ける。両膝は拡げず，拳一つくらい離す。

B. 坐位

　クライエントが動作法をいちおう理解できて，ジックリやる気になって取り組もうということになったら，それからは坐位をとるのが療法を進めやすい。後述するように躯幹部（上体）の動作にはことのほか役立つ姿位。こころの修行などでは正座や結跏趺坐などが一般的だし，それでもいいのだが，特に日常一般に用いられやすい正座位を敢えてとらないのは，この姿位だとどうしても

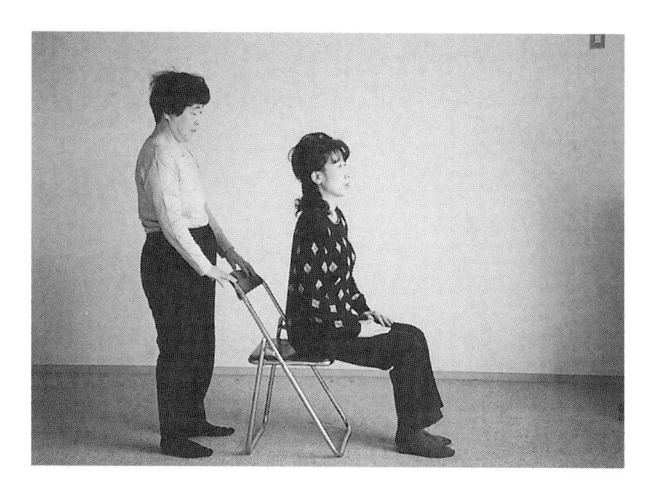

A 浅がけ

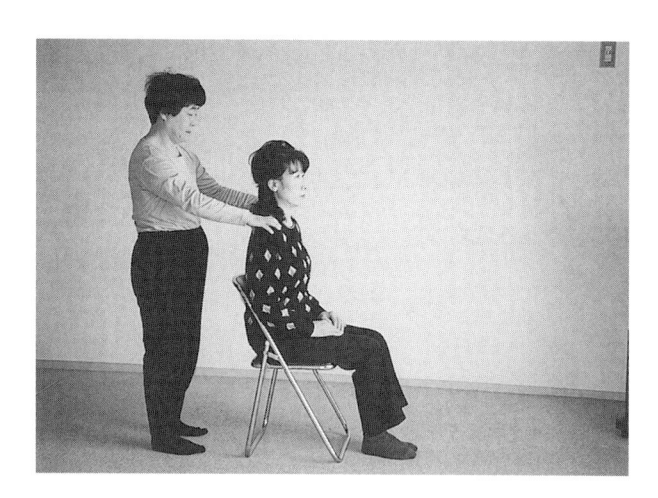

B 深がけ

図8 椅子位の腰かけ方

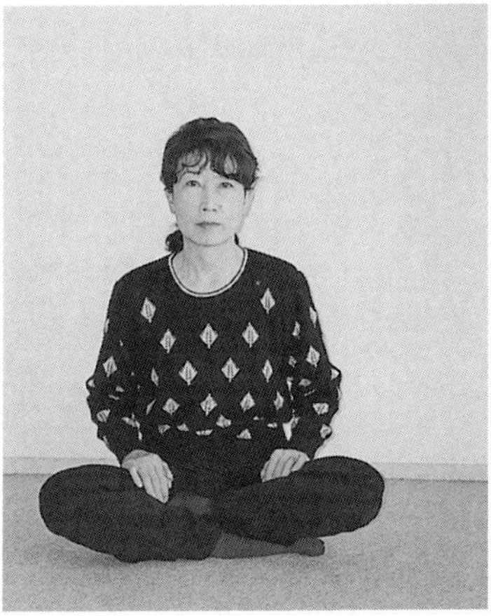

VIII 動作課題 159

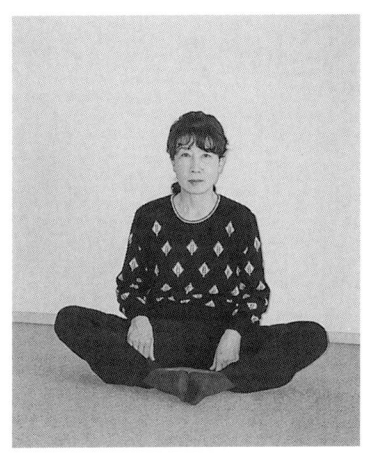

A-1 脚を組んだ胡坐　　　　A-2 両足裏を合わせた胡坐

A　胡　坐

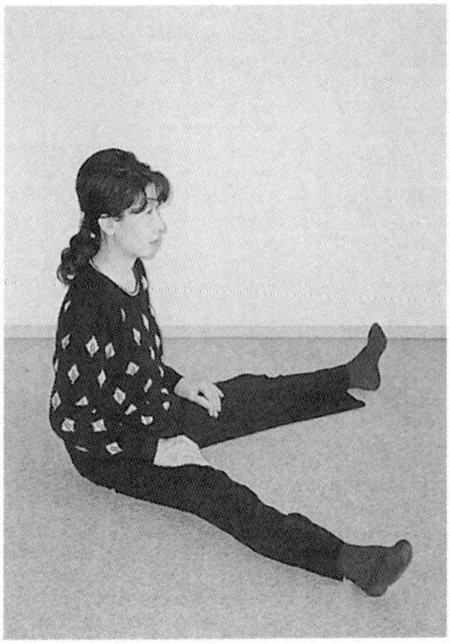

B-1 膝を伸ばした坐位　　　B-2 膝を屈げた坐位

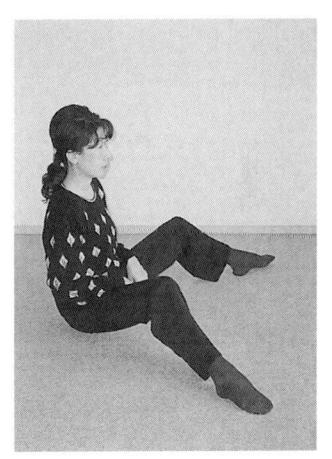

B　開脚伸展坐位

図9　坐　位

腰が反りやすく，タテ直の形の妨げになりやすいからである。結跏趺坐はあまりに非日常的だからとらない。ここでは胡坐（あぐら）と開脚伸展坐位が適用しやすい。胡坐では図9のA-1のようにふつうに脚を組むものとA-2のように股を開いて両足裏を合わせたものとがある。また開脚伸展坐位では股をできるだけ大きく開いて，図9のB-1のように膝を真っ直ぐに伸ばした姿位と，B-2のように膝を屈げたものとがある。膝を屈げる姿位は浅く屈げるものと深く屈げるものがあり，課題努力のしやすさでその程度を自由に選ぶことができる。

C. 臥　位

これは床面上に寝そべった姿位で，仰臥位と側臥位とがある。仰臥位は図10のように背中を床面に着けた上向きの臥位で，図10のA-1のように頭を枕の上に載せたものと，A-2のように枕なしで頭を床面に直かにおいたものがある。側臥位は左右いずれかの体側を床面に着けた横向きの姿位で，図10のB-1のように頭を枕に載せたものと，B-2のように枕なしで頭を床面に置いたものとがある。

D. 膝立ち位

これはふつう膝立ちの姿位。図11の正面図Aのように両膝頭を着け，両腿を揃えて膝上に立つ。両踵も両膝頭と同じように両臑（すね）を平行に置く（両踵間が開かないように）。また，側面図Bのように，腰が後ろへ引けたり前へ突き出たりせず，膝上に腰・肩・頭が一直線になるようにタテ真っ直ぐに立てる。

E. 立　位

これは図12のAに示すようなふつうの立った姿勢。この図は立位だけでなく，本書でからだの動きに関する基本的な動作の示し方を表わすものだから，少し詳しく述べておく。人が動くとき，それは関節の動きによる以外にはないのだから，人体の全関節に番号をつけ，その部位の屈伸や捻転などをもって具

Ⅷ 動作課題　161

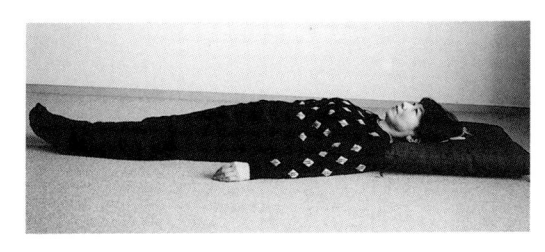

A　仰臥位
　A-1　枕使用

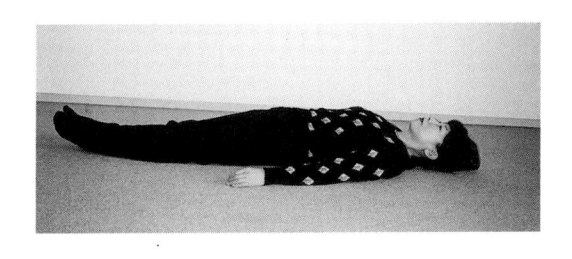

A-2　枕なし

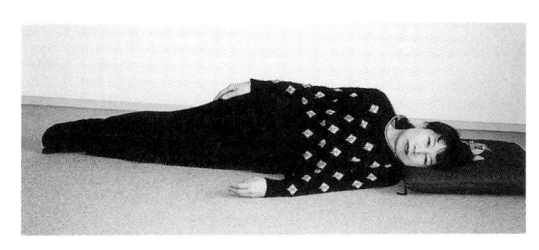

B　側臥位
　B-1　枕使用

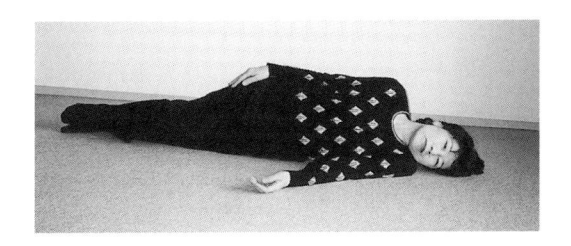

B-2　枕なし

図10　臥　位

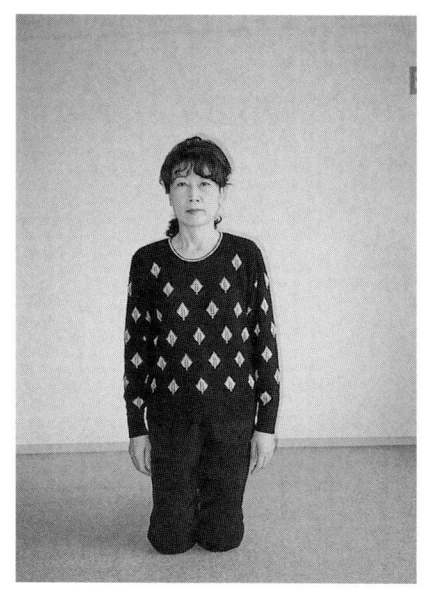

A　正面図 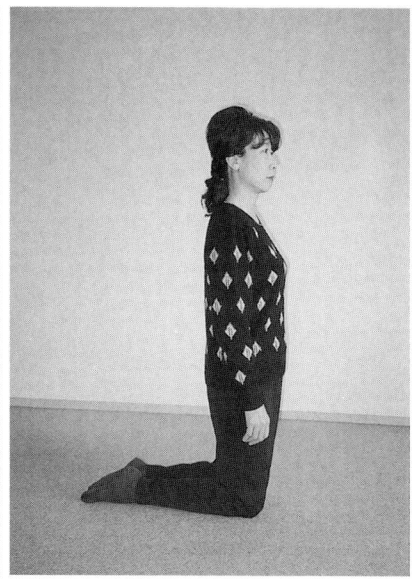　　　　　　　　B　側面図
図11　膝立位

体的な動きとその特徴のほとんどを表わそうというのが図12のAである。上肢・下肢は各関節で動きを示せるが，躯幹部はいくつもの脊椎を一つひとつ示すほどの意味はないので，脊柱を頸（1），肩（3），背中（4），腰（5）の4部位で代表的に示すことにする。肩胛関節は重要なので，脊柱に関連しながらそれとは別個のものとして肩胛骨の動きを（2）として表わす。上・下肢はそれぞれ左右共通の番号とし，それに左・右を付け加える。下肢は股関節（6）から膝（7），足首（8），足先（9）とし，上肢は肩関節（10）から肘（11），手首（12），手掌（13）とする。足と手もそれぞれいくつもの骨からなり，現実の動作においては非常に重要な役割を担うが，全体的な図示として足先（9），手掌（13）だけとし，細かな動きはそれぞれ別に扱うことにする。

　この図12のAは背面図（正面図と同じ）を真ん中にして右から見た側面図を右側に，左から見た側面図を左側に示したもの。ただし床面を踏みつけた足裏の形は図12のBに示すように，両足の内側縁の線の間隔が5センチ前後で平

Ⅷ 動作課題　163

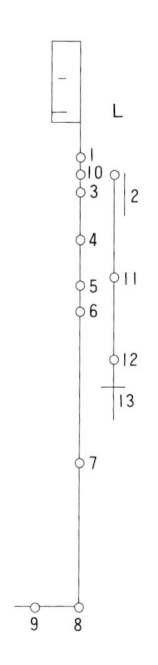

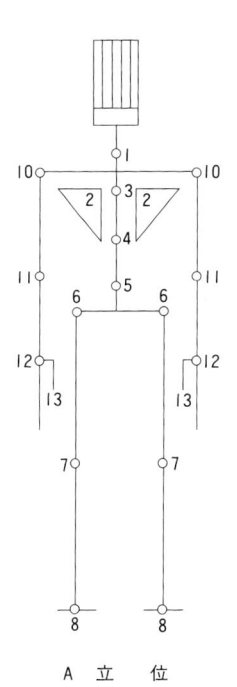

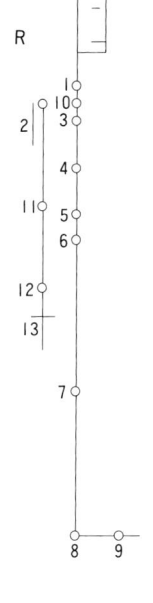

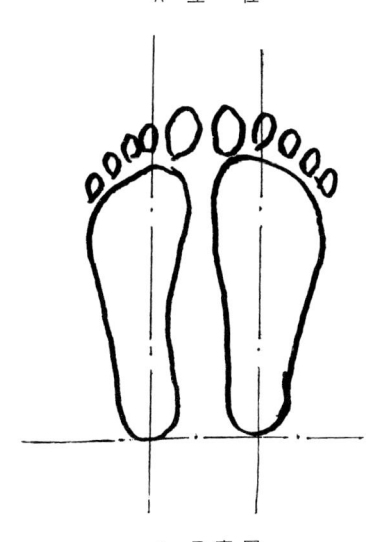

A　立　位

B　足裏図

図12　立　位

行になるように揃えて立つ。両踵も片側が出たり引けたりしないよう横の線で揃える。お尻が引けたり腰が前に出過ぎたりせず，踵から膝・腰・肩などが頭の天辺までタテ真っ直ぐの体軸で立った姿勢を基準とする。

3. 肩弛め

A. 姿　位

　椅子位なら浅がけ。坐位なら胡坐または開脚伸展坐位，いずれも楽な姿位。肩，といっても肩関節でなく肩胛関節を中心に鎖骨と肩胛骨を動かすことで肩周りを弛めるのが目的。課題は，①肩挙げ，②肩前屈げ，③両肩挙げ・開き，④肩開きの4課題からなり，そのうちから適当なものを選ぶ。いずれの課題でも，動かすにはまずその動きを妨げるような力を抜きながら，動きに必要な力を入れていく。これは運動そのものが目的ではないから，急速に動かしていくのでなく，自分の力を入れていく感じ，動いていく自分のからだの感じをともに感じ取りながら，しかも動かすに連れて動くからだの感じが少しずつ変わっていくので，それに沿って援助者の力の入れ方も順に変えていく。ふだんには動かしていないところまで来ると抵抗のようなものが出たり，筋群のこわばりなどで動かし難くなったりするので，ついつい力を入れたくなるが，そうなるとどうしても余計な随伴緊張が出て，コースを外れやすくなるので，その辺の工夫をしながら動かせるぎりぎりのところまで動かしていく。それが現在の自分にできる限界だから，そこがまず一応の課題達成のところである。そこで急に脱力して元に戻すのでなく，動かし切った位置でそのまま数秒間ぐらいを維持した後，ゆっくり降ろして元のところへ戻す。そこで数秒ほどの間，充分弛んだ感じを味わった後，再びいっぱいまで肩を動かしていく。今度は前回よりも少し動かしやすくなっているし，限界も拡がっているのが分かるものである。そこで前回同様にしばらくその位置を維持してからゆっくりと元へ戻して弛緩を味わったら，再び3回目を試みると，さらに前回よりも動かしやすく，限界もさらに拡がっているものである。こうして動かし，動く感じをジックリ

味わいながら元へ戻して充分リラックスするのを数回繰り返したところでその課題を終了する。ここで大切なことは，あくまでもゆっくりと力を抜きながら動かしていく自分の努力の感じ，それに従って動いている自分のからだの感じ，それに併せて緊張を弛め，弛んでいく感じなどを充分に味わっていくこと。その際，動かすにしても弛めるにしても，なるべく途中で停まらないようにゆっくりジックリと努力を仕続けていくように努力するのがよい。途中で停まるとそれまでの感じがそこで途切れてしまいやすいからである。

　なお，以下に述べるいずれの動作課題でも，一つの課題はなるべく余計な力を抜きながら，必要な最小限の力だけを入れて，できるだけゆっくり動かしていく，その感じをジックリと味わいながら，それぞれ数回の試行を繰り返すものとする。

B. 肩挙げ

　上体は真っ直ぐに保った姿位で図13のAのように右（左）の肩をゆっくりと真上へ挙げられるだけ挙げてからゆっくり充分に降ろして元へもどす。数回の試行で右（左）肩は終り。左（右）肩に移り同様に数回，次いで図13のBのように左右両肩の同時の挙げ・降ろしを数回までで肩挙げ課題は終了。慣れてきたら両肩挙げを数回以上じっくりやるだけでもよい。

　その際とくに次のようなことに注意する。課題に従って挙げるのは指定されたその肩だけとし，ほかの部位，ことに反対側の肩は動かさないこと，挙げる側の腕や頸，頭から姿勢など全体にからだは動かさず，できる限り脱力したまま行なうこと。重要なことはとにかく肩を挙げるために力を入れていく感じ，挙げたままでいながら，そこで肩を弛める感じ，降ろすために力を抜いていきながら肩が弛んでいく感じ，充分に元へ戻したままでいながら，なお肩が弛み続ける感じなどを，それぞれ連続的に充分ジックリと感じ，味わい続けることである。

A 右肩挙げ B 両肩挙げ

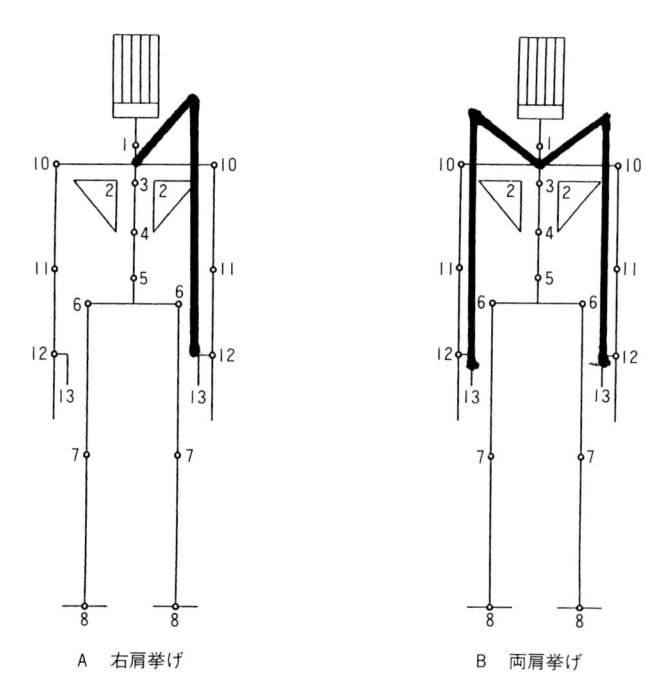

図13 肩挙げ

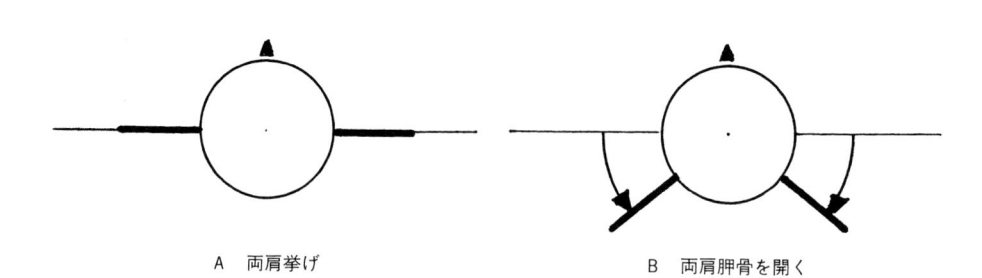

A 両肩挙げ B 両肩胛骨を開く

図14 肩挙げ肩開き

C. 肩前屈げ

　姿位は肩挙げと同様，上体はそのまま，胸を圧迫するように肩の上部をいっぱいまで前方へ両肩を同時に屈げていく。この動きは元もとあまり気分の良いものではないので，肩挙げのようにあまり強く何回も動かさない。次に述べるDとEの肩開きの準備として，一応それとは反対の屈げる動きができ，動かし・動く感じが分かればよいので，目標をそこに置いて，分かるように，分かるまでやってみる。

D. 肩挙げ肩開き

　先にやった両肩挙げ図14のA（図13のB俯瞰図）のところから，両肩をそのままの高さで図14のBに示すように後ろへゆっくりとできる限りいっぱいまで引いていく。その引き方は，頭上から眺めた俯瞰図である図14のBに示すように，真っ直ぐいっぱいに拡げた二枚折りの衝立を折り屈げていく感じで，胸を開き，脊柱のところで両肩胛骨を外後ろへ開いていく。その際，お尻を後ろへ突き出したり，腰や背中をいっしょに反らしやすいので，それらを動かさず，その辺りの力を抜いたまま，上体をタテ真っ直ぐに維持し，肩胛骨だけに力を入れて動かしていくのが課題。いっぱいまで後ろへ動かしたら，そのまま数秒から10秒くらいを維持した後，ゆっくり肩挙げの位置に戻し，数秒から10秒の後，肩挙げ前の元の位置に戻し充分弛めた感じを味わう試行を数回繰り返す。

E. 肩　開　き

　姿位は椅子位・坐位。これまで肩挙げ，肩前屈げ，肩挙げ肩開きなどを試みてきたが，それら肩弛めのうちもっとも難しいが，リラックスのためにも，肩を動かす感じのためにも，もっとも役立つのがこの肩開きである。これは前項では肩を挙げてから開いたのに対し，挙げないで，ふつうの肩の位置から，そ

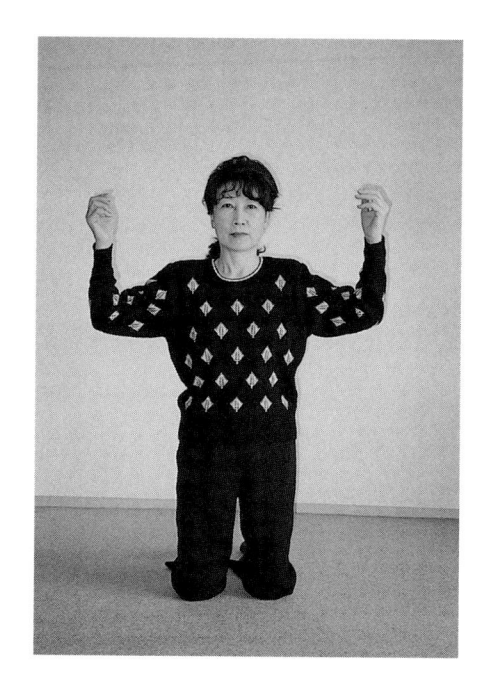

図 15　肘を張った肩開き

のままの高さで後ろへ開いていくものである。この肩開きをしようとして努力するとき、どうしても肩が挙がりやすいので、挙がらないように、いわば真横に開いていくのが課題。これをいきなり最初から始めると難しい場合、まず肩挙げ肩開きをして、その開いたところから両肩胛骨をそのまま元の肩の高さまで押し下げるようにして持ってきてもよい。それができてくると、だんだん肩を挙げなくても最初から横へ開いていけるようになりやすい。数回の試行は肩挙げの場合と同様とする。最初は両肩を同時に動かしていくのから始めるのがよいが、慣れたら片側だけをジックリ開いていきながら、その感じを味わうのがより体験を明確化できやすい。

　この肩開きでは、難しい分だけ、それだけあちこちに随伴的な緊張や動きが出やすいので、当人自身は注意しなければならないが、それにも関わらず、どうしても気づかないままで動かしていることが多いので、援助者がよほどしっ

かり注意してチェックしなければならない。そのうちもっともよく見られるのは肘を動かして後ろへ引いていくものと，腰から背中へ掛けて後ろへ反っていくものとである。次いで多いのは肩を丸めて両肩をすぼめるように前へ突き出すものと，肩を丸め，項(うなじ)を縮めるようにしながら顎(あご)を前へ突き出すものである。それ以外にもその人によってさまざまに特有の随伴的な緊張や運動が現れる。しかもそうした随伴緊張なり随伴運動が現れると，主体の努力がそれに費やされてしまうので，彼の懸命な努力にも関わらず，お目当ての肩開きには努力が行き渡らなくなりやすい。

なお，真横に開いていくやり方で，ある程度肩胛骨が動かせるようになって来ると，腰は反らないにしても両肩胛骨の直ぐ下の背中で，みぞおちの真後ろ辺りがいわばペコンと凹むようになり，しかもそこに強い力が入るようになって，それが痛むようにもなりかねない。それは肩胛骨の上部は後ろへ開くが，それに反して下部がしっかり開かず，逆に前方へ突き出すような力が入るためである。それを防ぐには，図15のように肩の高さで両肘を横に張ったまま，両肩胛骨を開いていくのがよい。その際，肩関節は動かさず，したがって肘は横に張ったままにし，肩胛骨の開きにのみ従って，結果として肘も開いていくというようにする。

4. 腕挙げ

A. 姿 位

主として椅子位か坐位で行なう。とくに念を入れてジックリ行なう場合は仰臥位。膝立ちや立位でもできなくはないし，特殊な場合はそれが必要なこともあるが，タテにバランスを取って立つための努力が腕挙げへの注意を妨げやすいので，普通はそれらの姿位では試みない。ここでは①腕挙げ，②腕内屈げ，③微動腕挙げ，④微動腕捻りの4課題からなり，そのうちから適切なものを選ぶ。そのうち，微動腕挙げの基本的な要領は腕挙げと同じものだから次節に述べる。腕内屈げと腕捻りは改めて後述。いずれの場合も，ふつう健康な人な

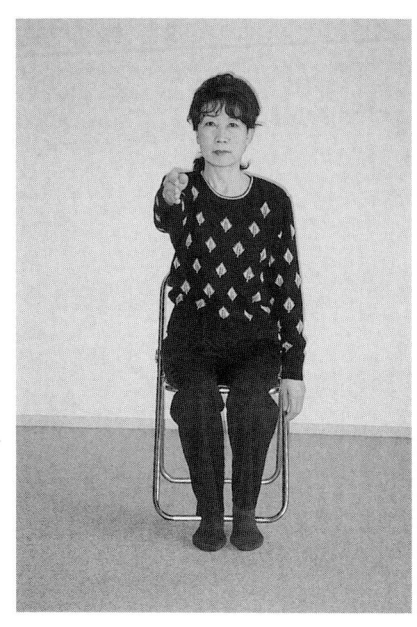

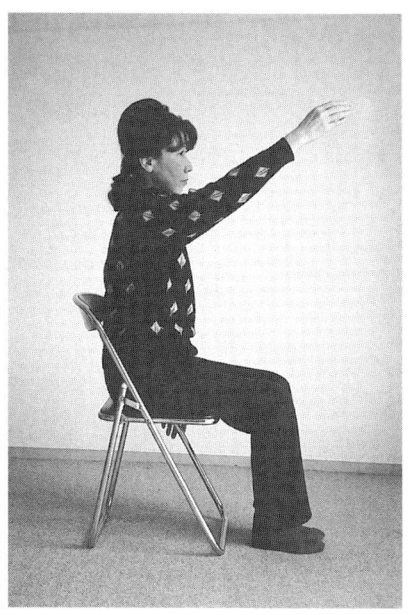

A　正面図　　　　　　　　B　側面図

図16　腕挙げ

ら，こんな動きはもともと何でもなく動かせるものと思って日常の生活をしているので，どうしても体操風に速くとか，強く動かしてしまいやすいが，ここでは動かし・動く感じがジックリ味わえるように，ゆっくり静かに動かしていくことが重要である。ここでも肩挙げと同様，いっぱいまで動かして停止，充分降ろしてから停止にそれぞれ数秒～10秒位ずつをかけ，ていねいに動かしてその感じを味わうのを左右各数回以上ずつ試行するのが課題。

B．腕挙げ

姿位は椅子位・坐位・仰臥位。いま椅子に腰かけているとして，真下に降ろした位置から，肘を真っ直ぐに伸ばした右（左）腕を図16のAに示すように真正面経由で真上にまで挙げていく。その挙げるコースは両肩を結ぶ線に対し

て直角またはそれよりも内側を経由して挙げるのが条件。肩関節で腕を上方へ回転させる結果として腕が挙がるのだから，この課題の本当の目標は肩関節の回転である。その回転の難しい肩の高さ辺り（図5参照）で腕は外側へぶれていきやすくなるので，その近辺にきたら肩関節に関わる筋群をなるべく充分に弛めなければならない。また真上へ近づくに連れて，ふだんはそこまで動かさない人の場合はやはり動きにくくなったり痛みを感じたりするかも知れない。だが何回もゆっくり繰り返すに連れて，動きの限界もだんだん変化して拡大するのがふつうである。ただし無理に強行などすれば，筋群を痛めて却って動き難くなるかも知れない。腕挙げ動作で動かすべき所は肩関節だけだが，それに連れて頭や上体，腰や脚などがことに左右に屈がったり，吊り上がるように動きやすいので，図16のBのようにその辺りの脱力をしっかりして，余計な動きをしないことが肝要である。

C. 腕屈げ

腕挙げと同じ姿位（椅子位または胡坐）。図17のAのように，右（左）腕を真っ直ぐに伸ばして肩の高さで斜め右（左）前方に挙げた位置が出発点。そこから図17のBのように右（左）肩関節を充分に弛めながら回転させて腕をできるだけいっぱいまで左（右）側方へ屈げていく。その際，両肩は動かさず，腕だけを肩関節で折り屈げるようにする。また，肘は屈げずに伸ばしたままとするので，あるところまでいくと肩関節に関わる筋群がうまく弛められず，動きが重くなったり，抵抗を感じたり，痛みが出たりしやすい。そのため肘を屈げたくなるので，屈がらないように治療者に肘を伸ばしたまま肩関節だけを屈げていくように補助してもらう必要があるかもしれない。この課題は難所とその乗り越えがもっともよくみられるところの一つである。毎回いけるところまで肩関節をいっぱいまで回転していくのだが，繰り返すたびにその限界が変化・拡大するのは腕挙げと同じ。

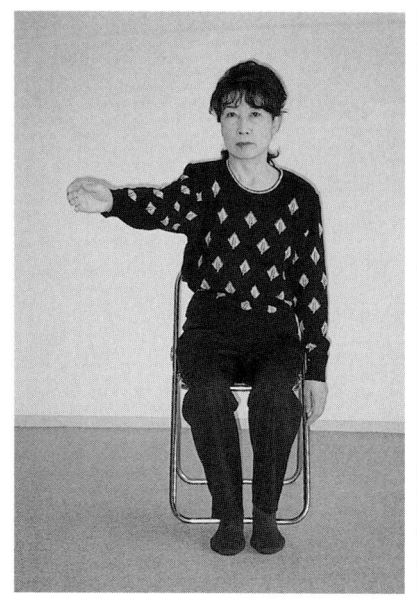

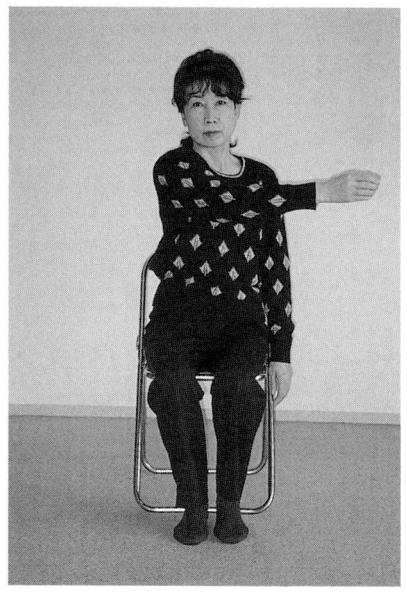

| A　用　意 | B　腕屈げ |

図17　右腕屈げ

D．微動腕挙げ

　これは前述の腕挙げと全く同じ動作だが，それを図18のA・Bのように仰臥位姿位で行なう。なぜなら，からだをタテに立てるための力が不要な条件に保ち，全身の余計な緊張をできる限り充分にリラックスした状態で，なるべく純粋に腕を挙げる力だけを入れていくためである。その際，両肩胛骨は床面にピッタリ着けたまま動かさず，肩関節のところだけで腕が回転していくようにする。その腕挙げの力も，ただゆっくり・静かにというのでなく，できる限り微弱・微動のためだけの，最小限の力で真上まで動かしていくというのが課題。ところが始めは力を抜いていたのに腕を挙げていくうちに腕を伸ばしたままで挙げるにはどうしても強い力を入れなければならなくなる。それをなおも

VIII 動作課題　173

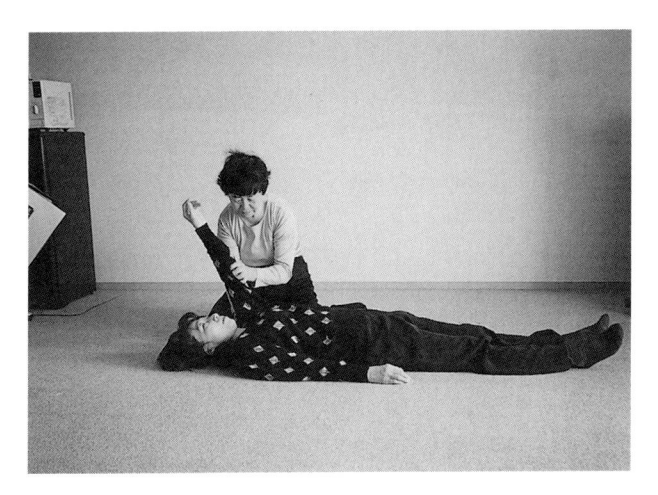

A　側　面　図

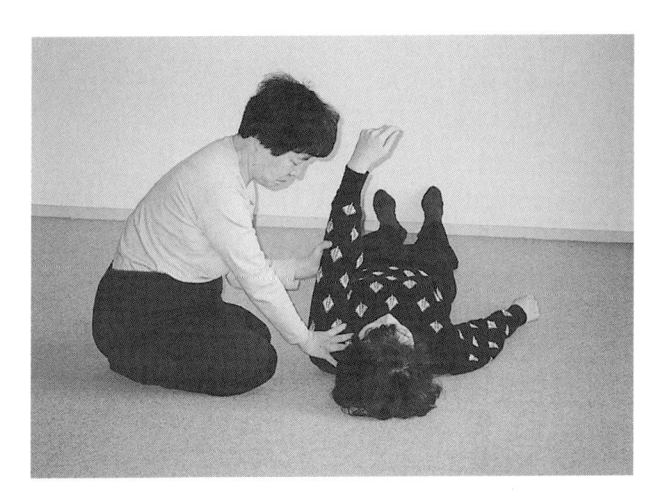

B　頭部から見た図

図18　微動腕挙げ

弱い力で挙げていくには肘を屈げざるをえなくなる。その辺りが一つの境目だが，大切なのは肩関節の回転の感じだから，肘を屈げてもいいから弱い力で動かしていく。それでもなお挙げていくためにはかなり強い力がいるので，その力をもっと弱い微緊張で動かせるようにするために，腕の重さだけを援助者が分担して，クライエントの肘の辺りを支え，彼の動かしていく最小・微弱な力に沿いながら，いっしょに動いていく。こうすることで，クライエントは自分の努力の状況が分かりやすくなり，動く自体の感じもよりしっかり体験できるようになるし，援助されているということも実感できる。また治療者にとっては，相手の腕挙げ道中での停滞や難所，ピクピクや痛みなどの状況がまさに手に取って感受できるし，その停滞や難所を越えるのを援助したり，ピクピクや痛みへの自己処理へ適時・適切に対応・協力できやすくなる。なお，こうして難所もなく楽に挙げられるようになってくるにつれて，援助者が腕挙げのコースを真ん前よりも少し内側へ押し込むように軽く抑えながら腕挙げに追従すると，それまでには見られなかった難所が顕れやすくなり，リラクセーションもいっそう進むことになる。

E．微動腕屈げ

姿位は仰臥位。これは先述した腕屈げを微緊張・微動で行なうもので，仰臥位を側面からみて図19のAのように伸ばして前方に挙げた腕を肩関節から内横へ屈げていく。頭部からみた図19のBのように肩関節と肩胛骨は床面に着けたまま肩関節で折り屈げるようにして肩関節を弛める。前述の微動腕挙げと同様，伸ばした腕は途中から図19のCのように屈げてもいいし，ことによれば始めから援助者の付き添いで補助されてもよい。また，ことによれば内屈げがいっぱいまでいったところで，援助者が少し強く内側へ抑え込むようにすると両者の共同注意・共同作業の感じはいっそう実感的になる。

F．肘捻り

これも仰臥位で図20のAのように左（右）肘を楽に肩の高さ辺りで横に挙

Ⅷ 動作課題　175

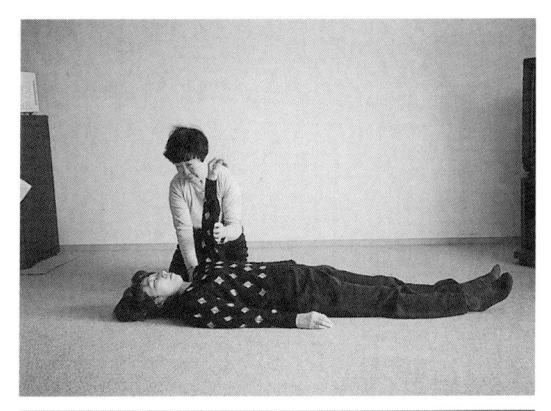

A　臥位側面図

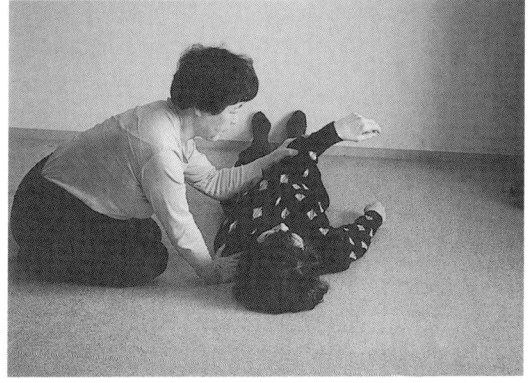

B　肘伸ばし・頭部からの図

C　肘折り・頭部からの図

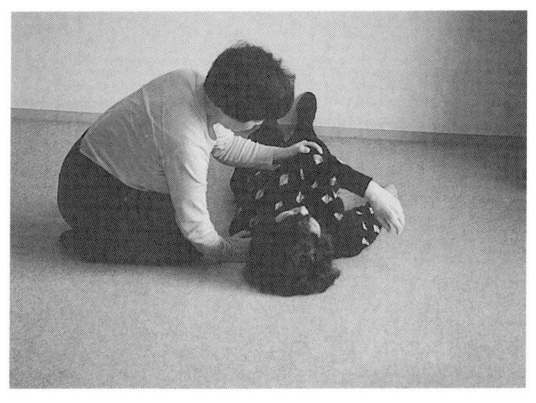

図 19　微動腕屈げ

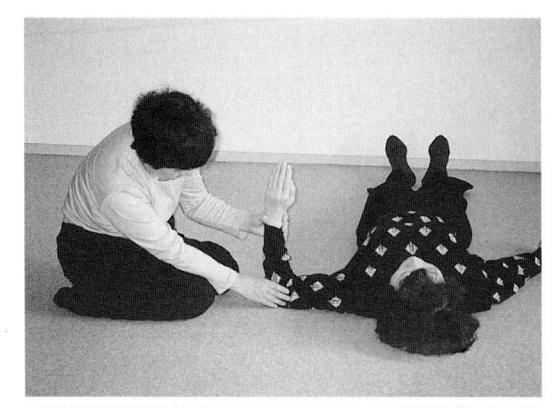

A　用　意

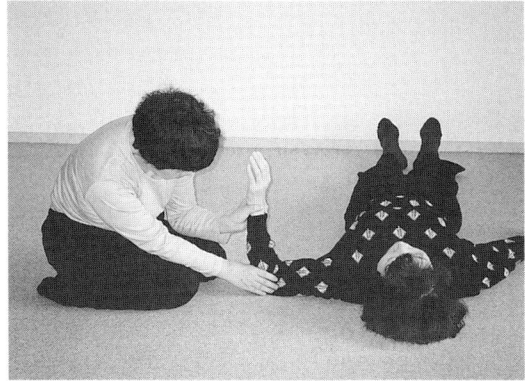

B　右（内）捻り

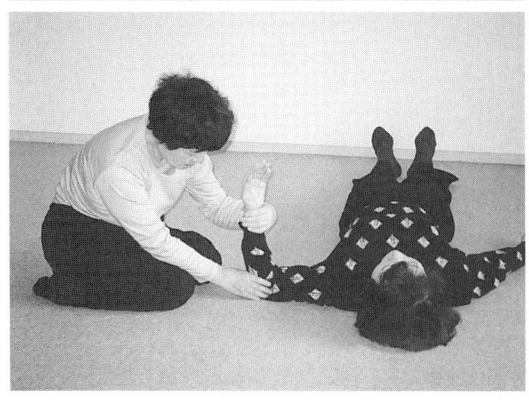

C　左（外）捻り

図20　肘捻り

げて床面に着け，その肘から下腕を床面へ直角に立てる。これが肘捻り用意の形。そこで下腕を図19のBの右（内），図19のCの左（外）捻りのように，右・左それぞれいっぱいまで廻すのが課題。肘関節の回転とそれを感じ取るのが目的。その際，肩や肘そのほかからだのどこをも動かさない。ここで廻す努力の感じ，廻るからだの感じから肘や腕に抵抗や難所，ピクピクや痛みが出れば自己処理とその援助ということになる。だが，この姿位で自分独りで腕を立てながら肘を廻すとなればどうしてもそれなりの力が入るので，難所や痛みの感じは分かり難くなる。そこで他動補助による微緊張・微動での肘捻りを試みると，肘関節の回転に難所や痛みが出ることの少なくないことが分かる。なおそれに加えて，肘を真っ直ぐに伸ばしたまま，同様にして右・左に捻るのもよい。が，それと同時に，肩関節までともに動きやすいので，とくに注意して，肘だけを捻るようにする。

5. 躯幹部

A. 姿　位

　必要に応じて椅子位，坐位，臥位などを適宜に選ぶ。日常生活で動作といえば手や腕，足や脚などがもっとも目立つ活躍をしているのに，躯幹部は内臓を包む袋以上にはほとんど目立つ活動をしていないように見える。だが実際には，そうした上・下肢を支えてその基盤をなすものが脊柱を軸にした躯幹部であって，それがしっかりしていないと，手足のあらゆる活動が充分にはできにくくなってしまう。動作実行部分の中枢をなすだけに，ここはさまざまに不当な緊張や動きが現れやすく，しかもそれが日常生活の動きに影響して，動作の不全，困難や痛み，気持ちの不調，心身の健康の妨げ等々を生み出しやすい。肩凝りや腰痛，猫背や側彎などはいわばそのシンボルだし，不安や焦り，不自由や萎縮などから便秘のようなものにまで関連しかねない。特に体軸の基礎をなす脊柱を中心にして肩回りと腰の辺りにもっとも困難が集中して，大ていは習慣化したり，慢性的になった不当緊張の形を執るので，それへの対応として

ここではリラクセーションを中心とする①前屈げ，②後反り，③横屈げ，④躯幹捻り，⑤躯幹廻し，⑥完全脱力などを取り上げる。

B．上体前屈げ

　姿位は椅子位，胡坐，開脚伸展坐位のいずれか。いずれの場合も上体をできる限りいっぱいまで前へ屈げていく。椅子位は図21のAのように膝頭の高さへ，胡坐は図21のB，開脚伸展坐位は図21のCのように前額を床に着けるのを目標にする。もちろん即座にそこまでいくというのは無理な人が多いので，一応の努力目標とする。その際，前屈しながらからだの，どの部位を動かしているのかをじっくり感じ取りながら屈げていく。いま躯幹部における自体軸の線を具体的な感じとして脊柱と考えれば，前屈げは脊柱を両側から支える筋群を弛めながら屈げていくことが課題だから，それ以外の部位は動かしたり力を入れたりしないように，リラックスしたままとする。ふつうに前屈げをするときは，どうしても肩（図12のA．身体図式の番号2・3・10)や頸に力が入ってしまい，腰はほとんど動かないということになりやすい。さらに背中（4）が加わればなお動かない。それらに力を入れず，まず腰（5）だけをゆっくり屈げながらそこを弛める感じ・弛む感じ，屈げる感じ・曲がる感じなどをジックリ味わいながら，充分に・いっぱいまで屈げていく。限界までいったら腰はそのままにして，今度は背中（4）を同じようにいっぱいまで屈げていく。いっぱいまでいったらいよいよ肩（3）を充分に屈げていく。そのさい頸（1）を屈げようと頑張ると（3）はうまく弛んだり屈がったりしにくくなる。また肩胛骨（2）や肩関節（10），あるいは上腕や肘などに力が入れば，やはり前屈げが妨げられる。だから，それらの部位は緊張を総て弛めたまま，背骨を弛めて伸ばすという感じと，脊柱の動きに関わる周辺の筋群だけを充分弛めて伸ばす感じで屈げていくことになる。

　さて腰・背中・肩と順にいっぱいまで屈げたら，そのままの位置で（戻さない）もういちど腰・背中・肩と改めて弛めて屈げなおし，その姿勢で自体を数秒間感じ直してから，ゆっくりと元へ戻していく。それも一気に戻すのでなく，屈げるのと逆の順に，まず肩をゆっくりと伸ばし，次いで背中に力を入れ

VIII 動作課題   179

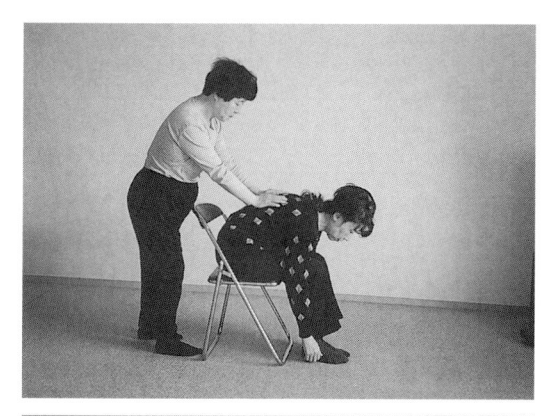

A　椅子位

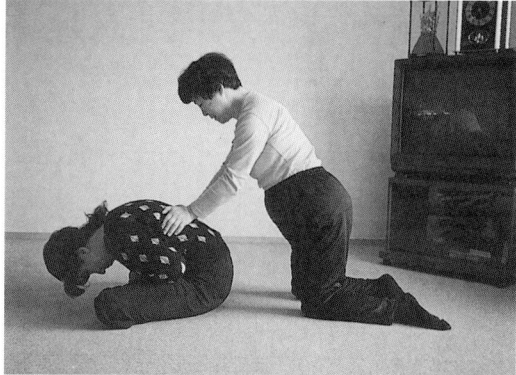

B　胡　坐

C　開脚伸展坐位

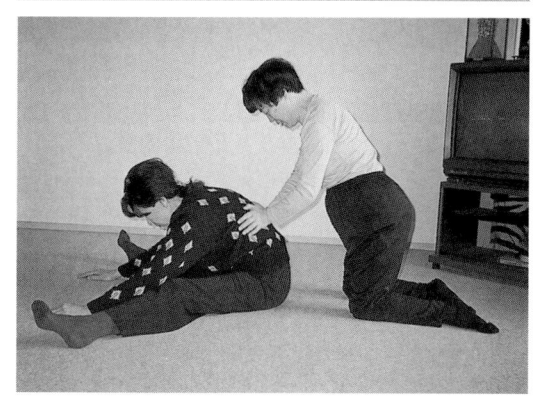

図21　上体前屈げ

て伸ばし，さらに腰をいくらか反らす感じでしっかりと伸ばし，最後に元に戻した上体全体にタテの力を入れて真っ直ぐに立て，その感じを数秒間じっくり味わった後，再び腰・背中・肩と弛めて前へいっぱいまで屈げて数秒の後，3－4－5の順に戻して数秒後に3回目を試行して終了とする。どこまで屈げられるかという体操のような考えでなく，屈げていく感じをじっくり感じ取るのが大切。ことに今は腰を，これから背中を，今は肩をという具合に，自体について，身体図式の番号部位ぐらいは区別して弛めたり動かしたりできるのがよい。なお，いっぱいまで屈げ切ったとき，当人だけだとどうしてもそれ以上の冒険はできにくいので，援助者がむりのない程度に，少し限界越えを手伝うと，当人が予想するよりも意外に屈がることが多いので，その辺はクライエントと治療者で話し合いながら，自己の限界越えを試みるのも面白い。

C. 上体後反らし

これは独りで試行するなら図22のAのように背もたれのある椅子でも使わないと難しい。背もたれの上端を自体の背中なり肩なりに当てがって，図22のA－2のように，その当たっている部位だけを後ろへ弛めながらできる限り反らせていくもので，独りでできるのでもっとも広く行なわれている。今ひとつは図22のBのように治療者の補助によるもの。クライエントは胡坐または伸展開脚坐位を執り，その後ろで膝を立てた援助者が膝小僧または臑を相手の腰・背中・肩などに正確に当てがい，クライエントがその部位を反らしやすいように援助するもの。図22のBは治療者の右脚による同一補助の様子が分かりやすいように，B－1は膝小僧が，B－2は臑の当て方を示している。そのさい，臑や膝小僧を当てる部位は脊柱を避け，その両側の筋群の左右いずれかを主として反らしやすいようにしっかり確実に部位を選択して当てる。この当たっている部位だけを目標にしてクライエントはジックリと弛めながら後ろへ反らせていく。前項の前屈げ以上に部位を確実に選んでしっかり反らせるのが課題。その当てる部位の当否によって効果がプラスにもなればマイナスにもなるので，治療者は格別の注意を要する。

椅子位で独りででも治療者による場合でも同じだが，反らせる部位は原則と

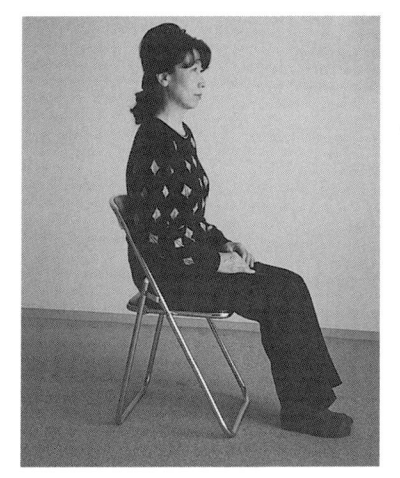

Ⅷ 動作課題   181

A-1 用　意 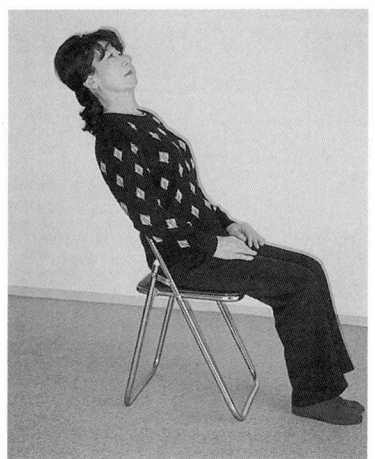   　　　　　 A-2 後反らし
A　椅子位

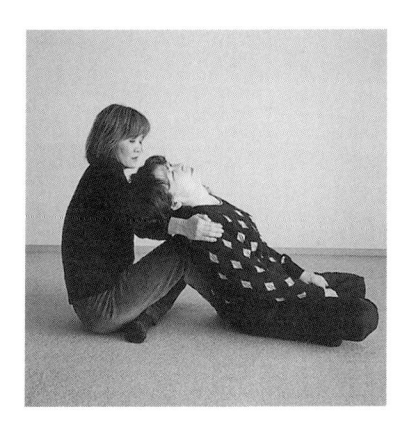

B-1 右側面図 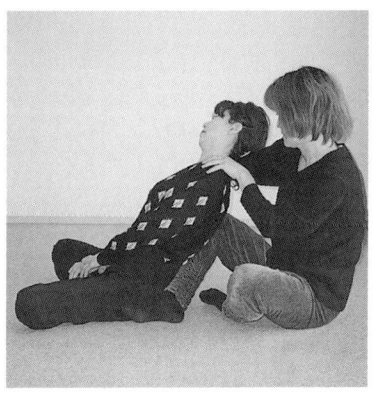　　　　　　 B-2 左側面図
B　坐位補助

図22　上体後反らし

して腰-背中-肩の順または逆順とし，当該部位以外のどの部位も緊張させず，動かしもせず，よくリラックスしたままで行なう。だが，肩や背中を反らせるとき，人によっては腰の反りだけが出てしまい，お目当ての背中や肩はさっぱり動かないどころか，かえって前屈げの力になってしまうことが少なくない。ことに椅子位の場合，自分では気づかずにやっていて，腰が痛くなったら無用な腰反りのせいだから，できれば援助者に見てもらうのがよい。援助者が後ろで補助する坐位の場合は椅子位と違って背中のどの位置でも自由に選べるが，特に注意すべきは，腰である。ことに腰痛のある人は大ていこの腰反りの故だから，そこに膝を当てて反らせると楽々と反らせられるが，そのまま腰痛がひどくなることである。腰痛がなくて，胃腸が悪いとか，便秘，自己臭などで腰や背中が前に屈がった姿勢の人ではこの腰がひどく硬いので，そこが弛んで反らせられるようになることが重要になる。また背中や肩が慢性化した前屈姿勢の人では，この後反りが大変難しいが，それだけにそれが動かせるようになると治療は著しく進むので，援助者はこの方法に熟達することがことのほか望ましい。

　椅子位の単独でも補助付きの坐位のいずれでも，前屈げと同様，3－4－5の順で部位を確かめ，感じ取りながら，弛めて反らしていくのが課題。そこで数秒の後ゆっくり元へ戻し，そこで数秒してから再試行から数回で終了。ただし，この場合は脊柱を隔てて右と左で硬い部位も違えば，硬さそのものも同じでないことが多いので，必要なら右側数回，左側数回というように別々に試行することもある。

D. 上体反らし・屈げ

　姿位：胡坐または開脚伸展坐位。課題が二つ。まず"上体反らし"をできるだけいっぱいまで努力したら，そこで一息入れてから"上体屈げ"をまたできるだけいっぱいまで努力する。そこで一息入れたら改めて上体の"反らし"――"屈げ"――"反らし"へと交互に3から数回程度繰り返す。"反らし"では，図23のAのようにまず上体をいっぱいまで前屈したところで援助者が後ろから背中（4番）（または肩3番ないし腰5番）の部位に図23のBのように

Ⅷ 動作課題 183

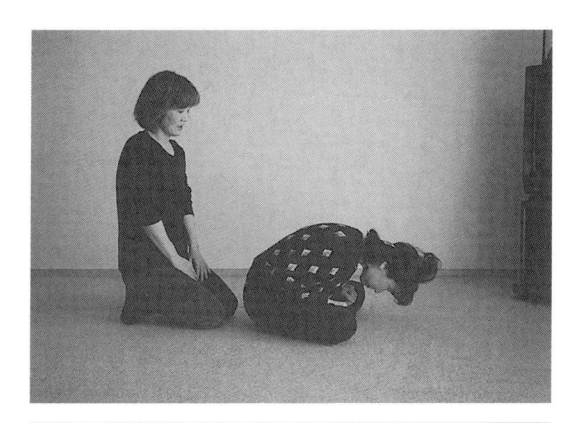

A 用　意

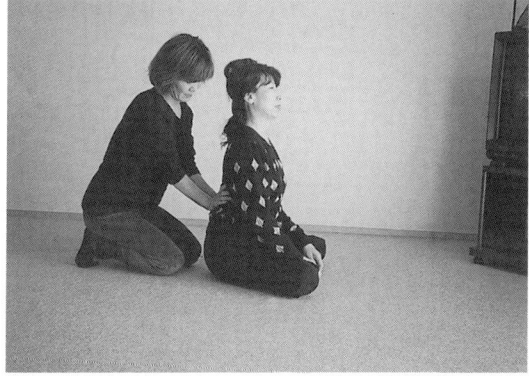

B 補助・後反らし

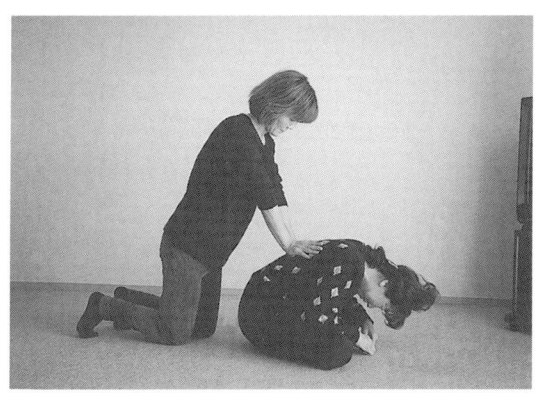

C 補助・前屈げ

図23　上体反らし・屈げ

両手掌を当てて置き，その当てたところを主として後ろへ反らすように力を入れながら，図23のBのように上体全体をできるだけいっぱいまで弓なりに後反りして起き上がるように努力する。次いで"上体屈げ"に移る。これは図23のCのように先ほど反らした背中（4番）（または肩3番ないし腰5番）の部位を主として前へ屈げながら，図23のCのように上体全体をできるだけいっぱいまで前屈げしていくもの。これは上体が硬くて前にも屈がらず後ろへも反らせられない人の場合，前後方向への緊張を弛め，動きやすい自体軸を作るためのもの。肩・背中・腰のどこを主として弛め・動きやすくするかを治療者なりクライエントが予め話し合っておき，その部位を明確に選んで，そこに治療者が手を当てることになる。その手を置く部位が曖昧だとクライエントもどこを主として弛めたり動かしたりするのかが分かり難い。なお腰痛のある人の場合は腰5番を反らす力を入れる課題は取り上げないこと。なお，この反らしと屈げの課題ではどうしても弓なりや前屈に強い力を入れたくなりやすいが，むしろなるべく弱い力で動かしながら，弛める感じ，動かす感じをジックリと感じ取るようにすることが大切。できれば微緊張・微動で進める気持ちが望ましい。また，いっぱいまで反らしたら，直ぐそのまま前屈げに移ってもよいが，いったんタテ直の形に戻って，上体全体を充分に弛めてから前屈げに移るのがよい。

E．上体横屈げ

姿位：椅子位または胡坐。これは上体を真っ直ぐに立てたところから図24のAとBのように，躯幹部を左（右）側方が凹になるように屈げるもの。上体を捻ったり前屈・後反したりせず真横へいっぱいまで屈げていく。横に屈げても重心は側方へズレたりせず，上体直立てのときと同じにするので，それだけ左6番が上がり，右6番で上体の重量を支えるようなふうにお尻の線（左右6番を結ぶ線）が傾斜し，それに連れて腰（5）や背中（4）あるいはさらに肩（3）や頸（1）までがバランスを取るために彎曲することになる。屈げるときは前項・前前項でそうだったように，まず図24のAのように腰を充分真横に屈げ，次いで図24のBのように背中をいっぱいまで横に屈げ，あるいはさ

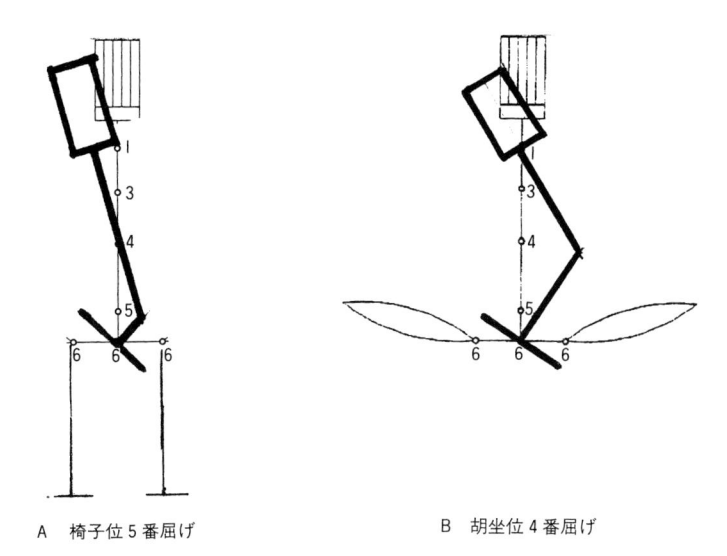

A　椅子位5番屈げ　　　　　　　　B　胡坐位4番屈げ

図24　上体横屈げ

らにできれば肩までをいっぱいに屈げるように，それぞれの部位の感じが分かるように注意しながら進める。その際，真横に屈げたつもりで前または後ろへ捻るようには動かさないことが大切。こうして全体をいっぱいまでに屈げたら，そこでもう一度上体を屈げた感じを感じ直してから数秒をそのままでいた後，ゆっくりと1-3-4-5の順で弛めながら元の形へ戻していく。数秒後に再度左（右）横屈げ，数度試行と進めてから右（左）横屈げに移って数回試行で終了。

F．上体捻り

姿位：側臥位。頭部は枕使用・なしのいずれでも，楽な位置なら可。図25-Aのように，右6番と左6番を結ぶ線が床面と直角になるような右（左）向き側臥位から始めて，左（右）肩を床面へ着けるように躯幹部を左（右）へ捻っていくのが課題。その際，腰5番から背中4番・肩3番へと捻る部位の感じをはっきり感じ取って順に弛めながら捻っていくのは前項・前前項と同じ。ここ

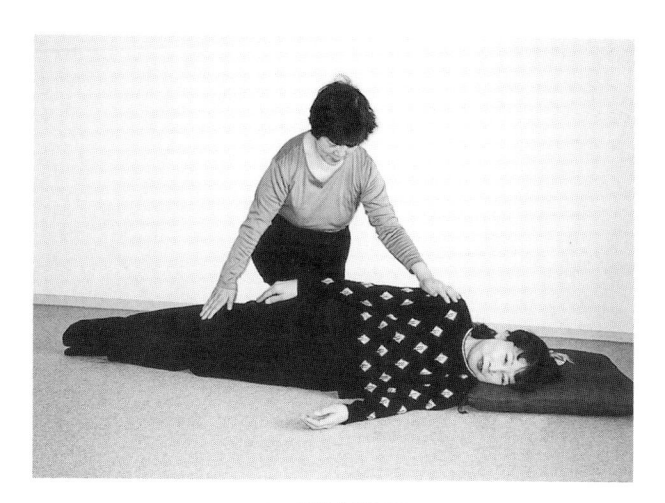

A　開始前側面図

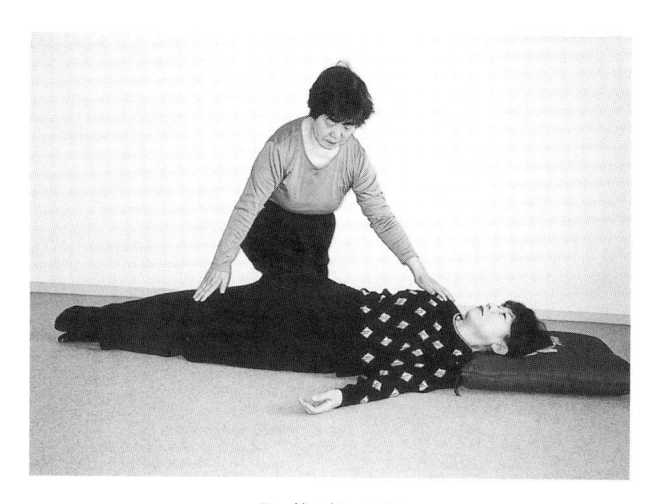

B　捻り切った図

図 25　上体捻り

でもやはり腰痛のある人は腰が反ったり捻れやすく，強く反ったり捻ったりすると腰痛がひどく出るので，そこは動かさないようにして背中から肩へ掛けての捻りを中心に進める。この躯幹捻りは独りではなかなか難しいので，援助者の援助がいる。援助者はクライエントの背後から左（右）腰を動かないように直角の位置で抑えておき，右（左）6番を捻りの芯にして左（右）肩を前から後方へ押しながら左（右）後ろへ捻っていく。ここでも前項と同様，5‐4‐3の順に右・左の捻りをそれぞれ3回ずつ試行して終了。

G．上体廻し

　姿位：椅子位または開脚伸展坐位。図26のAは椅子位で，A-1は用意，A-2は前屈，A-3は右廻し，A-4は左廻し，Bは開脚伸展坐位で，B-1は用意，B-2は前屈，B-3は右廻し，B-4は左廻しを示す。いずれの姿位でも，まずタテ真っ直ぐに立てた姿位から斜め前へ前屈げしながら，できる限り右（左）側方へ捻るように廻していく。やはりここでも腰5から4‐3へと動かす部位を感じながら，弛めて動かしていく。廻しきったら数秒間そのまま感じきってからゆっくり弛めて3‐4‐5と順に元へ戻して数秒間をじっくり味わうのも同じ。これを左右それぞれ数試行ずつで終了。躯幹部を右（左）へ廻し切ってなお余裕があれば，そこで躯幹部，ことに肩の左右10番を結ぶ線を右（左）へ回転してからだの正面が右（左）向きになるように5‐4‐3をさらに一段と弛めて廻すようにするとよい。慣れてきたらそれぞれ数回以上を試行。

H．自体軸タテ直立て

　姿位：椅子位または胡坐位。これは頭からお尻まで，躯幹部全体をタテ真っ直ぐに立て，お尻に上体全重量を載せて床面に腰でしっかり踏み締め，上体上部から頭へかけてはタテ真っ直ぐに上へ伸ばすような感じで，お尻から頭までタテに一本のしっかりした身体軸を立てるもの。これまでは頸・肩・背中・腰のそれぞれが屈がったり反ったりするのを弛めて伸ばし，タテ真っ直ぐに立てるのを課題にしてきた。それらは言うなれば，5・4・3・1を接触面とした

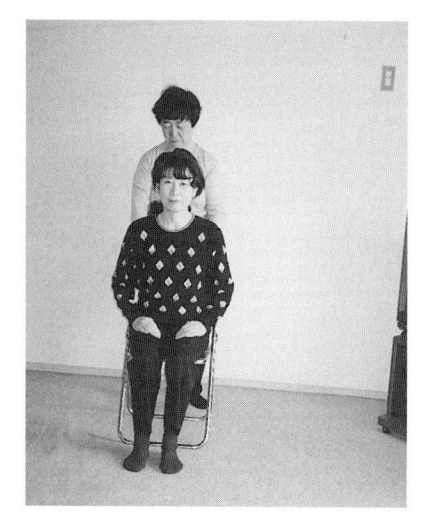

A-1 用　意 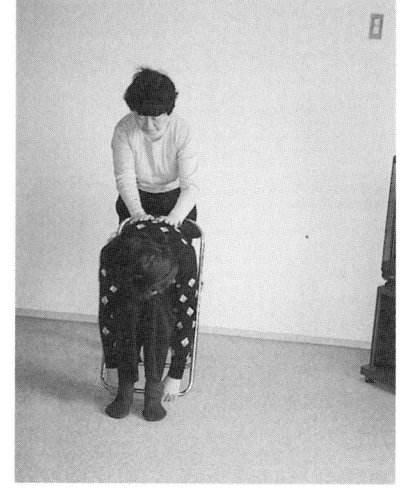   A-2 前　屈

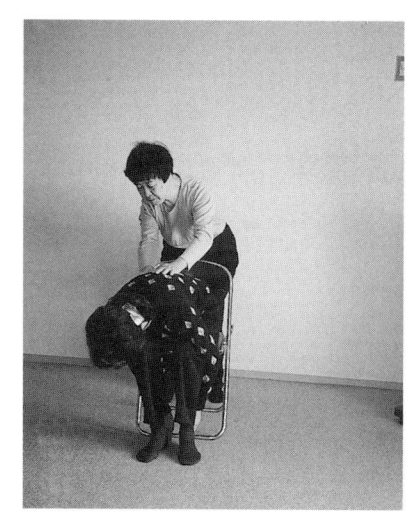

A-3 右廻し 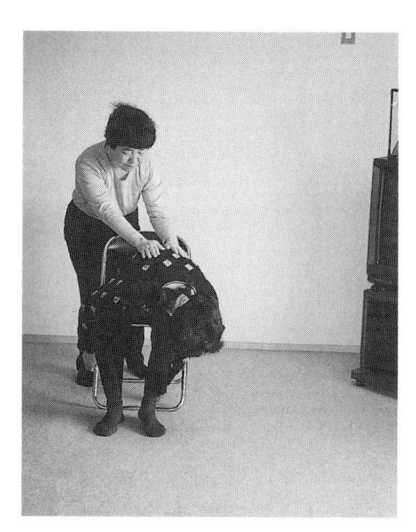   A-4 左廻し

A　椅子位

図26　上体廻し

B-1 用　意   B-2 前屈げ

B-3 右廻し   B-4 左廻し

B　開脚伸展坐位

図26　上体廻し

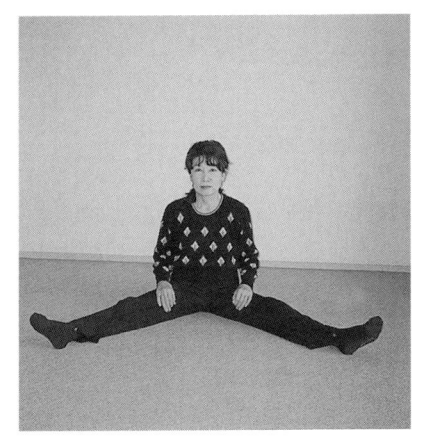

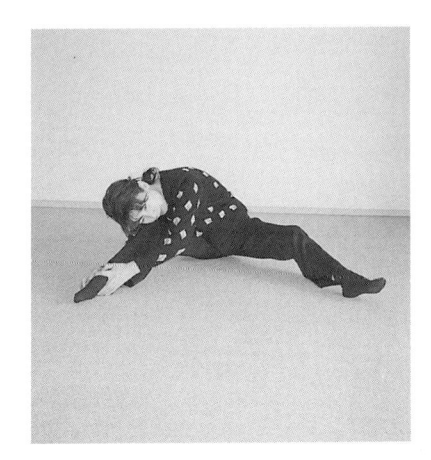

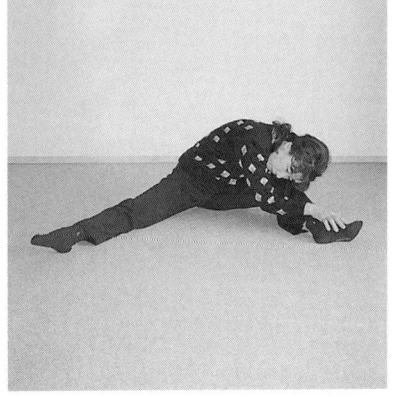

各部分は積み木を積み重ねた格好のものだから，接触面ごとにただ載せただけのようなもので，タテといっても凹凸や屈曲しやすく，形も崩れやすい。それらに一本の心棒を通して，全体の機能を一体・統合的なものにしようというのがここでの課題である。

　まず肩や背中の前屈，腰や背中の後反り，躯幹部の側彎などを形成している習慣的・慢性的な緊張を充分に弛め，むしろそれらと反対に前屈りは後反りに，後反りは前屈りになるぐらいまでにする。そこで，自分でできれば自分で，できなければ他動の補助で，一応タテ真っ直ぐの形に整える。だが全体がすっかり脱力しているので，肩なり背中・腰などを他動で押してみると，いわばグラグラして崩れそうになる。そんなふうだから，倒れないように援助者が補助してタテ真っ直ぐの形に支えて置き，さらに前屈りや後反り，側彎の出そうな部位などは他動で抑えながら，治療者は「さあ，支えている手を離しますから，今の力を抜いたままの状態で独りで坐っているんですよ」といいながら，補助の手を少し弱めてみる。そのとき当人が，背筋を立てようとして強い力を入れすぎると，いつもの屈曲姿勢に戻ってしまうので，やり直す。補助の手を弛めても脱力したまま，上体が屈がったり反ったりせず立てていられるようなら，すでにこのとき，頭を含めた上体全体の全体重がお尻にかけて真っ直ぐ脊柱に掛かるので，それがそのままタテの心棒となって，上体を立てるべき身体軸が自ずからできてくる。にもかかわらず，それに気づかず，当人としては脱力しているつもりで，しかもかなりの程度までの身体軸ができている証拠である。もしもそのとき，この身体軸を意識した途端，いつもの反や屈が出てしまえばもう一度やり直し。気づかなくてもやはり反や屈になりやすいので，そんなときは予めそこに補助の手を当てたり，強く抑えたりしながら，とにかく反・屈が出ないように，しかも当人の気持ちとしては充分脱力したまま，微かながら身体軸ができてくるようだったら，うまくいっているのだから，支えに当てている手をさらに弱めてみる。それでも脱力のまま身体軸が入っているようだったら徐々に補助の手を弛めて，ついには離してしまう。離す瞬間に，ガクンと反なり屈なりの力を入れ直すようなら，まだ身体軸は充分でなく，いつもの反・屈の形が出てしまう前兆である。離しても，変化なく上体が維持されているようなら，今やタテ真っ直ぐの身体軸はできているので

ある。

　ところが当人は自分が立てているこの身体軸をただ弛めているだけと思って，自分のやっているものとは気づいていないものである。そこで改めて，治療者が相手の肩なり背中なりに手をかけてゆっくり軽く前後に揺さぶってみる。あまり強いとまた直ぐに反・屈が出てしまうので，そうならないように注意して動かしてみる。そのとき，上体がグニャグニャでなくしっかりしたタテ一本の心棒が通っている事実に気づき，改めて彼が上体全体にタテ真っ直ぐの力を入れ直すようなら，そうなるともはや肩をかなり大きく他動で動かしても，上体の心棒は崩れも，反・屈することもなく，一本棒のまま前・後傾することになる。先に彼が気づかないままで入れていた心棒を身体軸と呼んだのに対して，それに気づき，改めて自分自身で入れ直したタテ直の力を身体軸とすれば，これでやっと彼自身の自体軸になったわけである。そこで，改めて他動や自動で前後左右に動かしながら，腰からお尻にかけての上体下部に踏み付け踏み締める力を入れ，背中から肩・頭にかけての上体上部をタテ上に伸ばすような力を入れるようにしながら，さらに改めてタテ直の自体軸をしっかり作る工夫をすることになる。

1．全身脱力・微緊張

　姿位：仰臥位。ただしここでは両脚を無理のない程度に広く開き，両腕もむりのない程度に横へ拡げて，図27のように，いわゆる「大」の字に寝そべった形を執る。枕は使用してもよいが，用いないのに慣れるのがより望ましい。それには肩や背中が前屈していると難しい。それらの部位をよく弛められれば，それら全面が床面にペッタリと着けられることになり，全身がいっそうよく弛められる。手掌は上向き・下向き・横向きのいずれでもよい。その時点で一番楽な向きに置く。その姿位で全身の緊張をすっかり抜き去ること，および充分に脱力した全身を微緊張のままの状態でしばらく維持するというのが課題。脱力しようと思えば即座にそうできるならそれほど結構なことはないが，ふつうはなかなかそうできるわけではない。そこで，自分のからだにジックリと注意を向け，床面に頭から肩，それも左右両方の肩，背中，腰，お尻までを

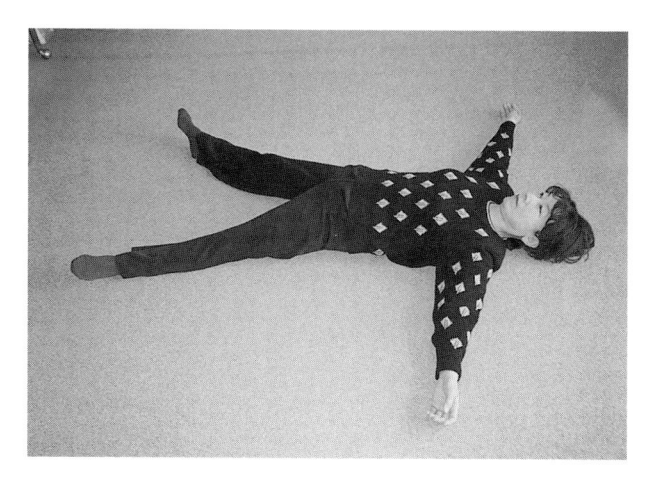

図27　全身脱力・微緊張

　床面へ全面的に密着するように背面を弛めて着ける。特に腰5番は反って床面から離れやすいので，工夫を要する。また両方が屈がり気味になりやすいので，弛めて床に着けることが大切。こうして背面の全面が床面に着いたら，まず頭から始めて1-2-3-4-5-6の順にそこに注意を向けて，それぞれの部位ごとに少し緊張させてからそれを弛めながらお尻までいったら，両腕・両脚をも同時に少し緊張させてからそれを弛めるというやり方で，全身の緊張を全体に亘って充分に弛める。その際，少し緊張というのは，緊張という力を入れているという感じが出る程度の最小限度の力を入れるという意味。こうして全身がよく弛んだら，今度は先ほどと同じ順序で，「少し緊張」よりももっと微弱な緊張，すなわち特に力を入れているというのではないが，少なくとも弛め・脱力しているというのではないという程度の，ごく微弱な緊張を入れてゆき，両手・両足までいったら，そのまま微緊張が全身に行き渡り，全身がひとかたまりの体感になったら，そのまま30秒くらいを維持してから，今度は逆の順で両手両足から6-5-4-3-2-1と力を入れてから抜いて楽になる。数秒の後，再度，さらに三度目を試行して終了。ただしそこまでは練習であって，それがある程度できるようになったら，その微緊張のまま，自分の欲するだけの時間を持続することもできる。なお，独りではうまく微緊張ができない

場合は治療者に手伝ってもらえばよい。

6. 膝立ち

A. 姿　位

　姿位：膝立ち。ここでは膝から上の自体をタテ真っ直ぐに立てることを目指す。そのためには上半身と下半身がそれぞれタテ直にしっかりとでき上がっていなければならないが，さらに重要なのは，その両者が自体軸の形成・維持のために強靱かつ柔軟な接点を持つことである。その要衝を一手に担うのが骨格構造上は股関節であり，機能的にはそれと腰との間の緊密な連携である。こうした自体軸づくりのためのもっとも基礎的な課題になるのが膝立ちで，それには股関節が前後左右へ充分に弛み，自由に動くこと。今ひとつは腰を入れ，股関節を伸ばし，上腿から股・腰・上体と自体軸に沿って，膝をしっかり踏み締めながら真っ直ぐに立つということである。そのためには①股伸ばし・屈げ，②腰立て，③股横（左・右）屈げ，④重心移しなどの課題が設けられる。いずれの課題でも，上半身部分についてはある程度まで柔軟で，しかもタテ直の体軸がいちおうしっかりできていることを前提にして，膝立ちに入るものとする。またこの膝立ちでは両膝を支点とする両大腿骨と股関節が上半身という体重の大部分を支えることになるので，骨粗鬆症そのほかの骨格的な障害があったり，股関節脱臼そのほかの構造的問題，そのほか整形外科的な機能障害のある場合は格別な考慮と援助が必要になる。

B. 股伸ばし・屈げ

　姿位：膝立ち。課題は二つ。一つは股関節を前後に充分弛めて動かせるようにすること。今ひとつは股関節をタテに伸ばして，そこから下部の膝までを大腿部でしっかり踏み締めて，上体の全重量をそれに載せて支えられるようにすることである。膝立ちはいちおう独りでできるものとして，まず膝立ちの姿位

を執る。上体は真っ直ぐに立てて動かさないように維持したまま，股関節だけを充分に弛めながら前へ突き出すように反らして伸ばす。その突き出した股関節をやはり充分弛めながらゆっくり屈げる。この反らす・屈げるというとき，特に動きの幅が大きい必要はない。大切なのは感じ。反らすときは筋群の引っ張られたり・伸びたりする感じが充分に出るまで，屈げるときは筋群を弛めると，それに連れて反っていた股関節が逆に屈がっていく動きの感じが分かるように動かしてみる。股関節を充分に弛めたままで，いっぱいまでに反らしたり屈げたりができれば，治療者はその動きを眼で見ることができる。よくみると，左右が同じように反ったり・屈がったりできるということはまずないといってよい。大ていの場合，利き側が右の人では右の股関節が屈がっていてなかなか反らないどころか，真っ直ぐに伸び切ることさえ容易でないことが多い。そんな人では左の股関節が伸びきるというよりもむしろ反り気味に突っ張っているので，そのまま力を抜いて屈げるということが容易でなく，いったんそこに伸ばし気味の力を入れ直してから屈げるということになりやすい。そんな人はたとえ膝の位置は正面へ直角にそろっていても，腰は左が出て，右が引けるという右向きの斜めに構えるのが普通で，しかもその上部構造になる上体は正面へ直角に向いているという形をとりやすい。すなわち腰だけが右斜め向きというわけである。これは右凹の側彎になりやすく，右側に腰痛が出やすい形である。だから課題としては右股関節は前へ反らし，左股関節は後ろへ屈げるという力の入れ方をすることになる。

　こうして左右の股関節がよく弛んで反らしたり屈げたりするのが楽になったら，それで終りではない。それだけだと，股関節が前後にいわばグラグラになっただけのことだから，立ちやすくなるどころか，かえって不安定になってしまいかねない。それが安定するためには，そのよく動くようになった股関節をタテ真っ直ぐの体軸に合わせて伸ばし，そのまま弛めた状態か，あるいはいったんそうしてからごく僅か屈げ気味に腰を後ろへ引いて弛めた状態で，いずれの場合でも，股関節で上体全体を受け止め，自体軸に合わせるようにして，上腿を踏み締め，膝を床面でしっかり踏みつけられることである。

　股関節の反らしや伸ばし，屈げでも，股関節をタテ真っ直ぐにして大腿を踏み締め，膝を踏みつけるということも，口でいうだけなら簡単のようだが，実

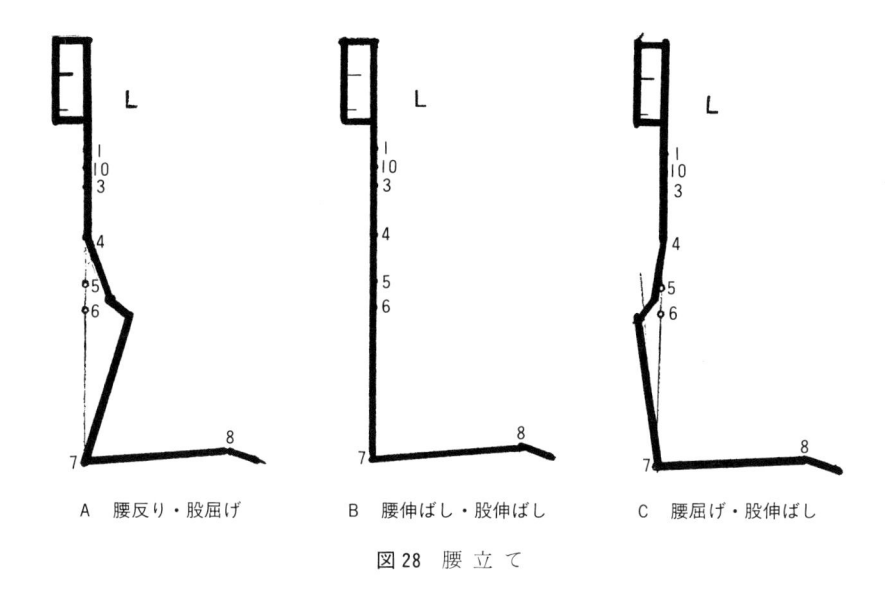

A　腰反り・股屈げ　　　　B　腰伸ばし・股伸ばし　　　　C　腰屈げ・股伸ばし

図28　腰立て

際には自分だけではなかなか容易ではないので，援助者が適切に援助しなければならない。しかもかなりデリケートな動きだから，その辺の見極めや手助けの仕方にはよほど注意しなければならない。

C. 腰立て

姿位：膝立ち。課題は膝立ちをしたまま腰5番から下部を前方へ突き出すように屈げ，膝をしっかりタテに踏み締めて立つこと。膝立ちなり立位なりでタテに立つとき，図28のAに示すように一般に腰5番あるいはそれに背中4番をも巻き込んで，後ろへ反らすような力を入れやすく，それが躯幹部でタテ直の体軸づくりを難しくする原因となり，気持ちが不安定になると，そこがいわばグニャグニャして締まりにくくなり，それがまた腰痛の原因になることが少なくない。人が立つためには腰にタテ直の力が適切に入らなければならないが，後反りの力が入り過ぎるとタテの力が入りにくくなって，どうしても腰が不安定となり，立位や歩行だけでなく，日常生活でも余計な緊張に悩まされや

すくなる。腰に後反りが出る主要な原因は股関節6番がよく伸びきらず，図Aのように屈がっているので，その分を補って上体上部を真っ直ぐに立てるためである。そのため前項で股関節をしっかり伸ばして立てるようにしたので，そうなったものとして腰立てを企てる。

　腰立てでは図28のAの腰からBに示すように腰を真っ直ぐに立てるか，さらにはCのように，むしろ5番だけを前に屈げるぐらいの気持ちで立てるのがよい。ただし，このように腰を立てるとき，その下の股関節6はその分だけ真っ直ぐに伸びるか，あるいは図28のCのように却って前へ屈げるような形になって床面を踏みつけなくてはならないから，当人にとっては股関節をよほど弛めないとそれができない。したがって，腰立てでは腰を立てると同時に股関節を伸ばすか反らしてしっかり踏み付けるという，いわば二重課題を同時にさばくことになる。

D．股横弛め

　姿位：膝立ち。図29のAのように真っ直ぐの膝立ちからBのように股関節を右（左）側方へ折り屈げながら，できる限りいっぱいまで動かし弛めていく。股は右へ移すが，重心はむしろ動かさないようにするので，股が右へ動くに連れて上体は左に傾かせてバランスをとるようにする。横屈げに連れて上体を直に立てたまま平行移動をすると，股関節を屈げる角度がそれだけ少なくなり，ここで目的とする股関節の横弛めがそれだけ充分ではなくなるので，これを避けるように注意する。なお，横屈げに連れて上体が前や後ろに傾斜したり，前に屈曲，後ろに反り返ったり，あるいは捻ったりなどせず，股はタテの重心線と両膝が作るタテの平面に沿って動くようにする。

　なおこの股横屈げでも，自分が屈げていく感じ，それに連れて動く自体を実感しながら，ゆっくりといっぱいまで屈げて数秒を置くのも，ゆっくり戻してから数秒置いてから再度から数回試みてから左（右）横屈げに移ってゆくのも，これまでの腕挙げなどの場合と同様である。

A 膝立ち   B 股横弛め

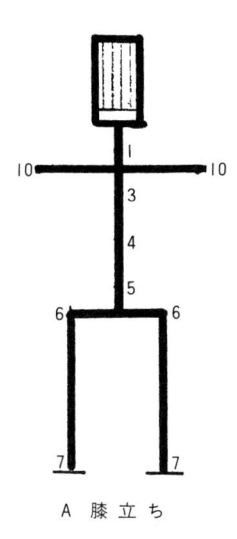

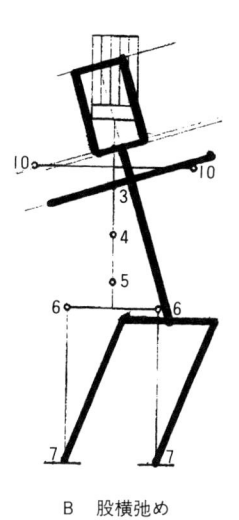

図 29 股横弛め

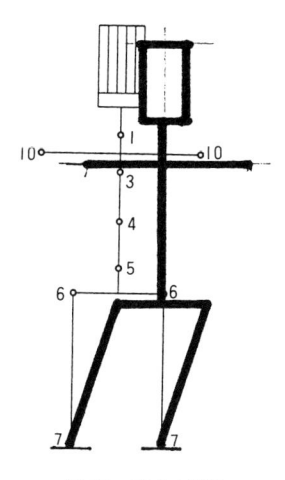

図 30 重心右移し

E. 重心移し・膝立ち

姿位：膝立ち。図29のAのような膝立ちから図30のように右（左）側方へと重心を移してゆき，斜めに踏み締めた右（左）脚上に上体をタテ直に立てるのが課題。前項の股横屈げと違って，上体をタテ真っ直ぐに立てたまま，重心の移るに連れて平行移動していく。それまで両脚で支えていた上体の全重量を重心の移動に応じてだんだん右（左）脚へ移してそれに乗る。重心移動の際，上体が前後左右に傾いたり捻たりしないようタテ真っ直ぐに立てたままを維持するのは前項と同じ。左右数回ずつ試行するのも同様。

7. 立　位
　　りつ　　い

A. 姿　位

姿位：立位。ここでもまず強調するのは両足を平行に揃えて置き，タテ真っ直ぐに立つ姿勢づくりを課題にするということ。膝立ちで，膝から上部はしっかり立てられるようになったとして，ここでは特に下半身をしっかり固めることと，それをもって上半身を充分に載せて全身一体的に動作できることが目的である。というのは，すでに坐位でも膝立ちでももちろんそうだったが，ここでは重力に対応して両脚で大地上に安定して立つという重要な仕事が明確になってくるからである。すなわち，重力をもつ物理的な環境のなかで身体という物理的なカプセルを大地という基盤に存在して，自由に活動しようとするのだから，何よりもまずこの環境に適応しなければならない。そのため問題になるのは，人体そのものが一本の棒のような硬直した単純なものでなく，それを構成する各部分が柔軟・自由で，それぞれ独自の特性と活動の仕方をしながら，しかもそれら全体が一体として外界へ対応しなければならないからである。しかもそれがうまく全体として働かないと，それがさまざまなからだところの不調や困難を呼び，それがまた外界への対応を妨げたり不適応を起こし

たりして，思いがけない悪循環さえも生じかねない。物理的な外界対応のうちもっとも基本的な条件は人が立って歩いたり作業をするということだから自由な活動を保証するためにはむりのない立位のできることである。そのために，①直立ち，②膝屈げ，③片足立ち，④バランス取り，⑤足裏踏み付けが課題になる。

B. 直 立 ち

姿位：タテ直立ち。立つのだから，まず足許をしっかりする。両踵を揃えて両足平行に置き，膝を伸ばし，股関節を伸ばし，腰を立て，背中と肩を真っ直ぐにして，全身の自体軸をタテ真っ直ぐに立て，全体重を足裏で支えるように両脚で立つということになる。すでに膝立ちで膝からの上体全体は立って真っ直ぐになったものとすれば，膝と足首・足裏の力の入れ方が中心になる。足裏はまず踵が全体重を受けてしっかり大地につけていること，その踵と足先との間の足裏で上体のバランスをしっかり執ることである。膝立ちではそれほど顕著でなかった体軸の屈曲が立位では明瞭に現れるので，改めてそれらを見直さなければならなくなる。まず頸の反り，肩と背中の前屈げ，背中と腰の後反り，股関節の屈や反がそれである。今回さらに加わるのが膝の屈や反張，O脚やX脚，足踏みの爪先立ち・爪先上げ，足裏の内・外反（足裏の外側踏み・内側踏み），内・外旋（足先の内向き踏み・外向き踏み）などが立位の姿勢に大きく影響する。

こうした反・屈や偏りはそこの余計な緊張が大ていは随伴緊張として入っているので，それぞれの部位をよく弛められるようになること，およびタテ真っ直ぐの姿位を自分で作り，それを習慣化までできることが望ましい。またそうした姿位の偏りを当人自身は気づいておらず，それこそが正常と感じているので，その偏りが実はさまざまな心身の問題と直接的に関連しやすいことに気づけるような援助が大切になる。しかも形を変えるということは，そうしようと思うだけでは実現が難しいので，治療者の助言と繰り返し努力によって適正姿勢の習慣化していくことが必要になるかもしれない。

A 上体前傾　　　　　　　B 上体タテ直

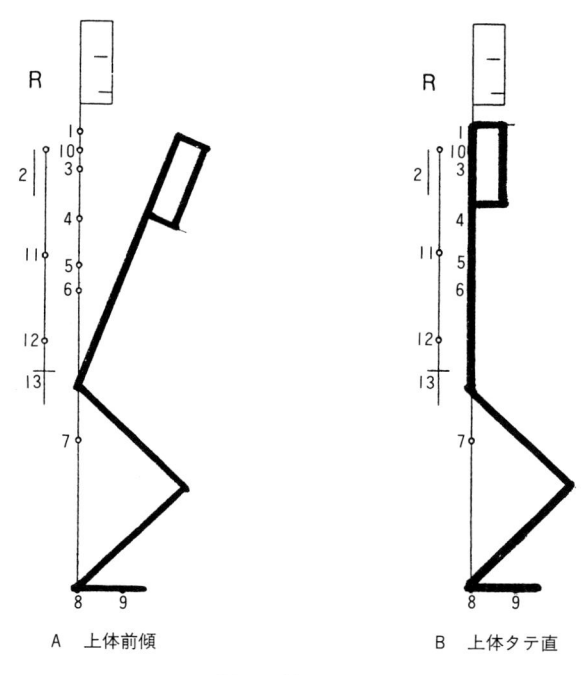

図 31　膝 屈 げ

C. 膝 屈 げ

　姿位：立位から。両足を揃えて平行の立位からできるだけ深く膝を屈げるのが課題。膝屈げを深くしていくに連れて，図 31 の A のように上体を前傾させていくが，躯幹部は真っ直ぐに維持したまま股関節のところではっきり折るようにしてバランスを取りながら，前傾をも深めていく。図 31 の B のように上体をタテ真っ直ぐにしたまま膝だけを屈げようとすると，どうしても股関節を伸ばすように力が入り，あるいは腰を後ろへ反らせたくなって，膝屈げを支えている足裏を地面へ均等に踏み付けることが難しくなり，全身の安定した膝屈げができにくくなりやすい。だが，その辺の要領が分かって，安定した膝屈げができるようになれば，図 31 の B のように上体はタテに真っ直ぐ立てたまま

膝だけを屈げていくと，さらに全身のデリケートな動きの様子が分かりやすくなる。いずれの場合も，膝を屈げていくに連れて踵に力が入って足先が開きやすくなるが，それは重心のかけ方が後傾気味になるためと，足首をはじめ膝や股関節の力が充分には抜け切れていないためだから，改めてその辺の工夫を要する。

　立位のとき，膝が真っ直ぐに伸びていれば，そこにはしっかりと力が入っているように見えるけれど，その状態でいるところで後ろから膝関節を軽く突くようにするだけで，膝はガクンと折れてしまい，なかには立っていられないほどの人もある。そこによく力が入っていればポキンともいかず，もっと粘っこく屈がるだけで済む。こうして膝に力が入るためには膝をただ伸ばしっきりでなく，弛めて伸ばし，あるいはごく僅か膝を屈げるような気持ちで真っ直ぐに立っていることである。その辺の膝の動きをしっかりさせるのがここでの重要な狙いである。この試行の始めのうちは膝屈げの角度を軽いところから始め，だんだん深くしていくのがよい。屈げ−タイム−伸ばし−タイム−屈げ−タイム−伸ばし−という順序で行なうが，脱力しながら上体を支える力だけをしっかり入れていく感じが分かることを目的とする。

D．片足立ち

　姿位：立位から。両足平行立位の状態で左（右）足に重心を移してから右（左）足の爪先を地面から離して，図32のAのように左（右）足だけで立つ。図32のBのように右（左）踵は挙げているが足先なり爪先は床面に着いたままというのは，重心が左（右）足へしっかり乗り切っていないためだから，足先まで必ず床面から離すことが大切。そのときの右（左）足の挙げ方は右（左）足の母趾の付け根の出っ張りを，独りで立っている左（右）足の内側の踝（くるぶし）辺りへ持ってくる程度とする。あまり大きく動かして足を前へ突き出したり，後ろへ蹴り出したりするとよけいな緊張があちこちに出て立位のバランスを崩し，片足では支え切れなくなりやすい。なお，挙げた足の足先を立っている方の足の踝へ着けないように離したままにする。着けると，片足立ちが不十分になるからである。

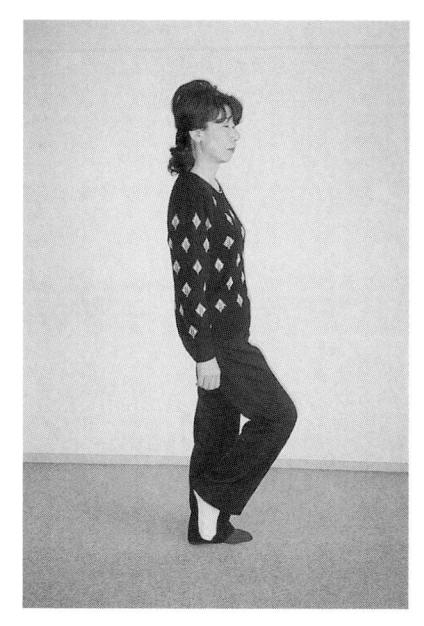

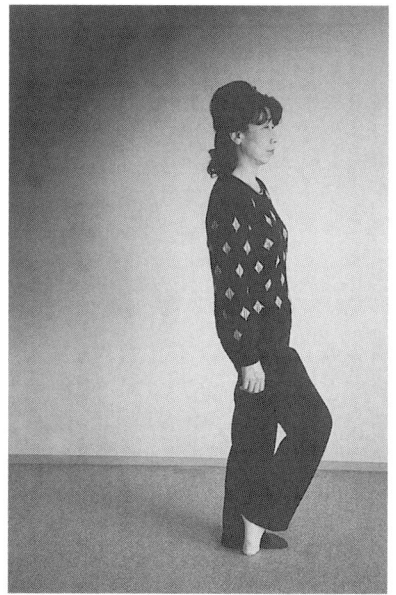

A　左片足立ち　　　　　　　　B　足先を床面から離せない

図32　片足立ち

　片足立ちでは立っている側の足へ重心をしっかり載せ，足裏の踏み付け方と足首の力の入れ方の感じが分かることと，安定して立つ工夫がもっとも重要なところだが，もちろんそれだけでなく，全身のバランスの取り方が問題で，その際，自体軸が真っ直ぐにできず，あちこちで屈げや反りの不当緊張が出ると，それがバランス取りの手がかりを分かり難くするので，自体軸をしっかり直に維持することが大切になる。ことにこうしたとき，頭がしっかり自体軸に沿って立っていると安定するが，それがうつむいたり反ったり，あるいは左右いずれかに偏っていたり，グラグラ動いたりすると，バランスがとりにくくなりやすい。

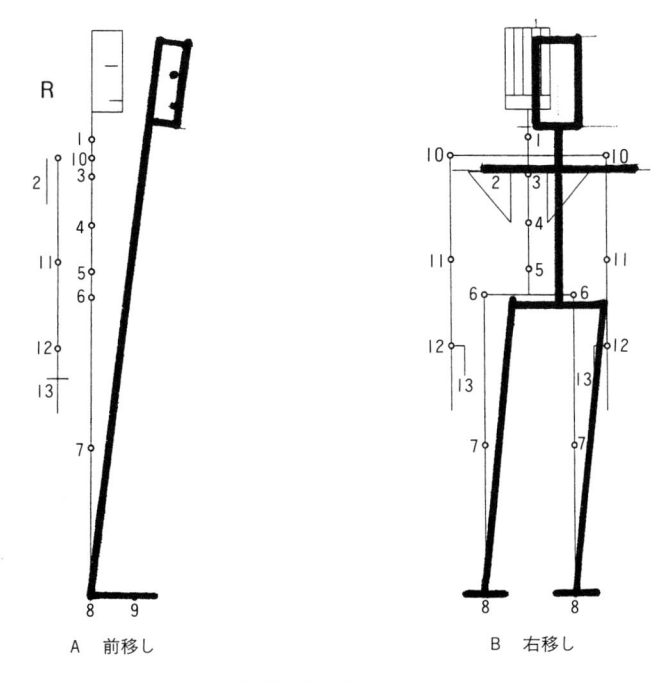

図 33　重心移し

A　前移し　　　　　　　　　B　右移し

E．重心移し・立位

　姿位：立位。タテ直の立位から図33のAのように体軸を真っ直ぐにしたまままずできる限り前傾していく。その際，踵が挙がらないよう，足裏を床面にピッタリ着けたまま，したがって前傾に連れて足首をよく弛めて，足先にしっかり踏みつけの力を入れながら，これ以上重心が前へ出たら持ち堪えられないというところまでで止める。そこから姿勢を崩さずに元の位置へ戻る。同様にできるところまで後傾する。これはあまり大きくは重心を移せないが，気持ちとしては足先が浮き上がりそうになるまで，いっぱいの後傾。元へ戻したら，次は図33のBのように右側真横にいっぱいまで右傾して戻したら，同様に左へいっぱいまで傾斜して戻す。左右で傾斜度は同じでないがそれなりに努力を

する。前後左右への傾斜に連れて，重心を移していく努力の仕方，移っていく自体の感じ，それに合わせて自体のあちこちにバランスを取りながら力をいれたり，弛めたりする感じなどをジックリと味わう。なお，前傾時の踵の踏みつけや足首の弛め方がよく分からないときは，治療者の援助で当人の限界を越えて前傾してみる。このときは足先部位の脱力と弱い踏みつけの感じが重要になる。

　前傾数回，後傾数回などのように同じ傾斜を繰り返してもよいし，前から後ろと前後の交互傾斜でも，あるいは前-後-左-右-前-後-というように次々と移していくのを数回でもよい。いずれにしても，全身をタテ直のまま，自体軸を傾斜させていきながら左右の足裏・足首・膝・股・上体などに入れる力，入ってくる緊張，そのなかで不当緊張の処理，必要な力の選択・強化などの作業とその感じをじっくりと味わうことが目的である。

8．両足踏みつけ

A．姿　位

　姿位：立位。前項の重心移しをもう少し細かく試みて，それに対応して足裏のどこでどう踏みつけるかの感じを明確にするのが課題。まず最初に両足を前後に揃えて左右平行に置いた立位を執ったときの足の状況を確かめておく。両足が左右全く同じような形で相称的というよりも，一般に，図34のAのように，片方がやや大きく，他方がいくらか弱々しく，あるいは貧弱で足指なども真っ直ぐに伸びているというよりも萎縮気味であまりよく使われていないような印象を受けることが少なくない。こんな人でも弱い方の足の使い方がしっかりしてくると左右同形になってくるものだが，ここではそんな所までは踏み込まないことにする。

　これまでは立位で必ず両足を揃えて平行に置いて立つことを基準にしてきたが，なかにはこの型の立位が難しい人も少なくない。平行にはなるが，両足を基準通りに狭くは置けず，20-30センチも開いていないと不安定という人があ

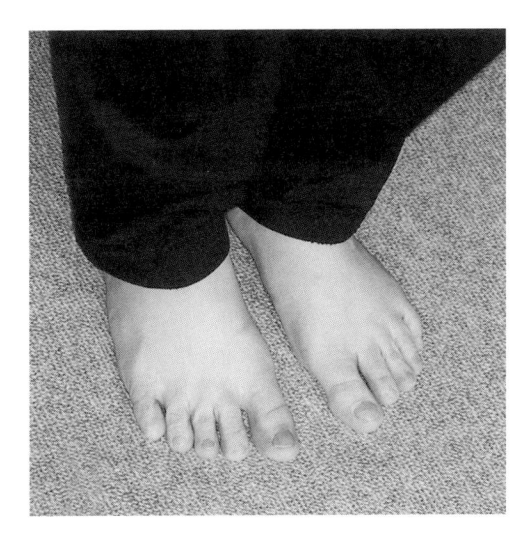

A 立位左右足比較

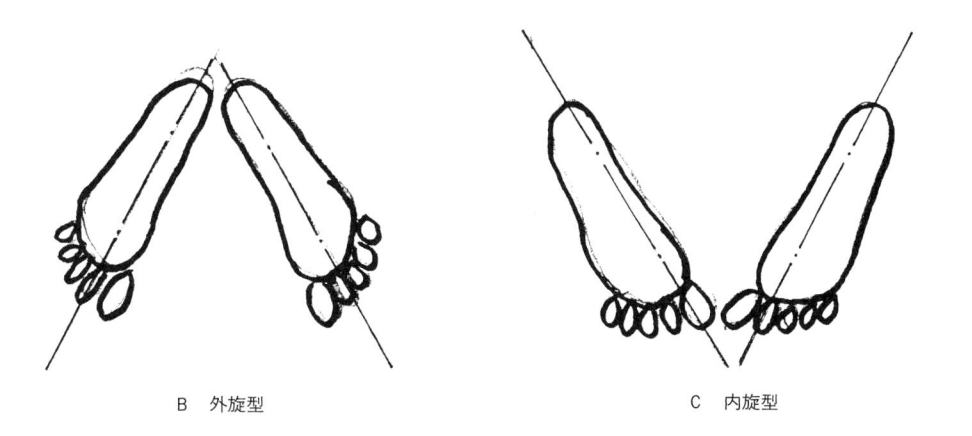

B 外旋型

C 内旋型

図34 立位の両足

る。また図34のBのように足先がどうしても外向きに開いてしまう外旋（回外）で両踵が後内になる人，図34のCのように足先がどうしても内向きで両踵が外後ろへ開くような格好の内旋（回内）になってしまう人などがあり，なかには両脚を揃えられず，片方の踵がどうしても前方ないし外方へ出てしまうという人もある。いずれも揃えて平行というのが難しい場合である。外旋が図34のBより大きい人もないではないが，図34のBのように60度に外開きの人は圧倒的に多い。というよりもむしろそれがふつうである。これは旧大日本帝国陸軍の歩兵操典で定めた不動の姿勢の足の置き方である。これはむりのない形なので，おそらく疲れないためには大変結構だが，それだけに自分で意図的にからだを動かして，その動きの感じをよりよく実感するためには必ずしも適当でないという意味で，動作法ではこれを執らない。したがってそんな人にも平行型で立位をして貰うが，大ていの人はそれほど困難でなく平行足での立位がとれる。敗戦後もこの足の位置付けは小学校を始めあらゆるところで「気をつけ」の姿勢として一般的に広く行なわれ，ほとんど習慣化されている人が多く，それを平行型に変えるのに抵抗のある人もあるが，そんな人が平行型に慣れると，かえって確かに立位がしっかりするし，動きの感じもよく分かるし，動きやすくなったという人が多い。

B. 立位前傾の足裏踏み

さて，タテ真っ直ぐの立位を執ったところで倒れないように援助者が支えながら，足の力をできるだけ弛めた状態で，他動補助によって身体軸直のまま，前項のように前傾させていく。その際，援助の手はごく軽くしか支えないので，クライエントは前項と同様，自分で倒れないように足裏をしっかり踏みつけていなければならない。こうして前傾度を深めていくと，限界近くにきたとき足先の踏みつけ方が二様に分かれてくる。一つのタイプは，足裏から踏みつけの様子をみた図35のAのように，指先でギュッと踏みつけるもので，ほかの一つは図35のBのように指先にはさほど力が入らず，指の付け根でしっかりと踏みつけるものである。前傾に慣れないとか，落ち着かず，不安定，不快，不信，あるいは驚き，恐怖などのときには指先型になりやすい。反対にそうし

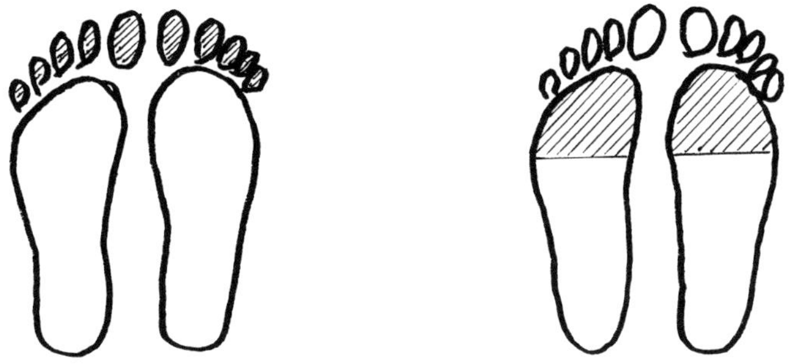

A　指先型　　　　　　　　　　B　付け根型

図 35　立位前傾の足裏踏み

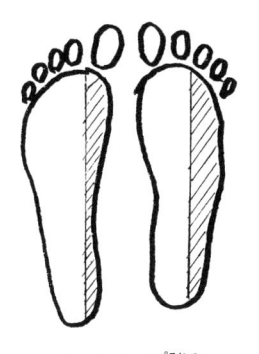

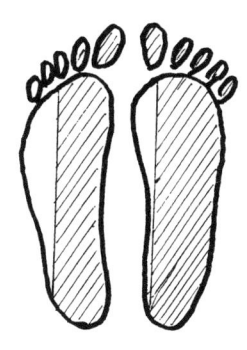

A　シャープ踏み　　　　　　　B　広い踏み

図 36　足裏外側踏み

た前傾に慣れており，または気持ちが安定，安全，快，信頼，自信などのときは付け根型になりやすい。指先型のとき，治療者が急激に前傾させれば，ますます指先への力が強くなるが，反対にゆっくり，静かに，少しずつ前傾させていけば，力の入れ方が指先からだんだん付け根の方に変化し，それに伴って気持ちも落ち着き，安定して，信頼感も，自信も蘇ってきやすい。そのときの条件は足首や足裏から下半身・上半身に亘って全身の余計な緊張をできるだけ弛めて，前傾を支えるに必要な力だけを入れながら，その様子をジックリと感じていくことである。

C. 横傾斜足踏み

さて次にタテ真っ直ぐの立位から前傾と同様の要領で，リラックスしているクライアントのからだを直の形を崩さないようにしながら右（左）真横に重心移動させながら自分で立位を保持せざるを得ないようにしているときの足裏の踏みつけ具合を見ると，右（左）足の外側の縁が踏みつけられることになる。それが急激な大きい移動だと図36のAのようにシャープな踏みつけ面になる。というのは足首が内側へ強く大きく屈げられるためである。この強い内屈はちょうど前傾の指先型に匹敵する。そこでこの右（左）への重心移動，すなわち自体軸の右（左）傾を静かにゆっくり進めていくと，クライアントも落ち着いて足裏全体に力を入れやすくなるので，右（左）足の外側に力は入るには入るが，図36のBのように前よりも踏みつけ面が広くなってくる。この右傾での立位によく慣れてくるに連れて，その踏み付け面はいっそう広くなり，足裏全面にもなるようになる。足首も足裏も，あるいはそれより上部の全身もよくリラックスできて，楽に自体を立てられるようになってくるからである。ただし，こうして足裏の踏みつけが不均等で外側に強い力が加わるというのは，何もわざわざ右傾をしなくても，タテ真っ直ぐに立っている場合を足裏から見ると，かなり多くの人にみられるところである。そんな人は，自分で足首を充分に弛め，意識的に足裏の均等踏み付けを努力して見るのも，一つの重要な課題になる。だが，そんな人が均等踏みつけの努力ぐらいではなかなか思い通りにはいかないのがふつうだから，そんな場合は次に掲げる足裏の内側踏

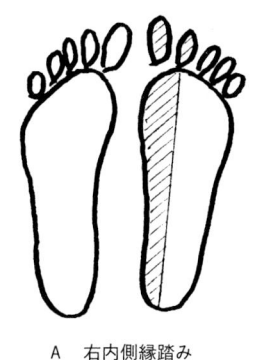

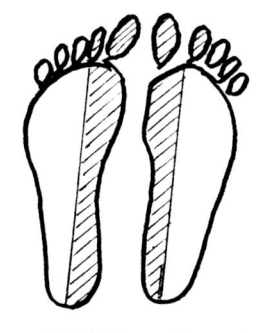

A　右内側縁踏み　　　　　　　　B　両足内側踏み・外側上げ

図37　足裏内側踏み

みつけを努力するのがよい。

　なお，立位で足の指先にほとんど力の入らない人がある。ことに外反母趾の人に多い。こんな人のばあいはBのようなゆっくり踏みつけではなく，強い他動前傾でAの指先型踏みつけを経験すると，その後指先に力が入るようになり，足先の形がよくなるばあいが少なくない。

D．足裏内側踏み

　姿位：立位。前項の終わりに触れたように，足裏の外側でなく反対に内側の，しかもできれば縁をなるべくシャープに踏みつけるのが課題。全身は特に横に傾斜させる必要はない。タテ立位でいいが，もしもいくらか傾斜した方がやりやすければそれでもよい。とにかく足裏をできるだけまず弛める。それから足裏の右（左）内側の縁を床面に強く圧しつけるようにして足首を外転させる。そのときの目標は図37のAのように，足裏の内側の縁になるべくシャープな圧が加わるようにすること。その際，足裏を内側で踏みつけるようにするのがよいか，あるいは図37のBのように外側を上方へ裏返すように持ち上げる感じでやるのがよいのかはそれぞれの工夫による。なお，片足ずつ別個に試みるのもよいが，少し慣れたら，図37のBのように両足同時に内側踏みつけをしてみれば足首の感じ，足裏の感じなどはいっそうよく分かる。

なお，内側踏みつけは足裏や足首だけでは必ずしもうまくできるとは限らない。膝を充分に伸ばしたり，内側へ「く」の字になる感じに踏み込み，さらにはその上部の股関節をしっかり伸ばして，そこが踵から足裏内側にしっかり乗り切るような，全身の体重をかけた踏み締めが必要になる。ちなみに，このやり方はO脚を直すのに有効なことが分かっている。

E．足首屈げ・伸ばし

　姿位：仰臥。これは図38のAのように足首を屈げる・Bのように伸ばすというのが課題。体操のような足首屈伸運動とは明確に区別する。屈げるというのが一つの課題。伸ばすのがもう一つの課題。ただ，両方ともに済ました後に，両者をゆっくりと伸ばす・感じる・屈げる・感じるというふうに連続併用するのは結構。いずれの場合も，自分独りで行なう場合と，援助者の補助で行なう場合とがある。

　a）**足首屈げ**——これは図38のB-1のように伸ばせるだけ充分に伸ばした所から力を弛めながらゆっくりと図38のA-1のように自分でできる範囲という意味での心理的な関節可動域いっぱいまで屈げ込んでいく。その際，力を弛めるのは足首だけでなく，足指・足先から膝・股，さらには腰や背中，肩などに注意して，それらをもできるだけ充分に弛めながら進めていく。それらがよく弛んでいるほど屈げる感じがよく分かるからである。また，屈げるときには，足首だけに力を入れ，それ以外の足先，膝や股，上体などには緊張が出ないように努力する。それもあまり強い力でなく，むしろできる限り弱い力で動かしていくうち，結果として可動域に到達していたというふうに進めやすい。そのうち限定的な屈げの力がはっきりしてきたら，それをだんだん強くして，足首だけの力で充分しっかりと強く屈げ込めるようにしていく。

　b）**足首伸ばし**——これは足首屈げと正反対に，まず図38のA-1のように屈げられるだけ充分に屈げたところから力を弛めながら足首の主観的な関節可動域いっぱいまで，図38のB-1のように伸ばし切っていく。その際力を弛めるのが足首だけでなく，足首・足先はもちろん，膝から上体までなるべく全身に及ぶのも，伸ばす力を足首だけに限定するのも，屈げる場合と同様とする。

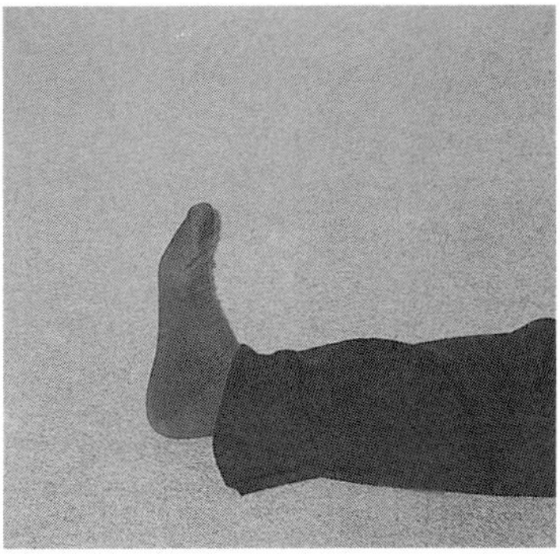

Ⅷ　動作課題　211

A-1　屈げ 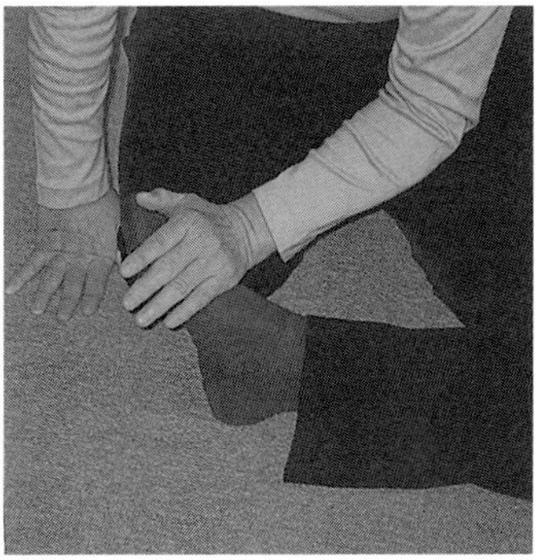　　　　　　　　　　A-2　屈げへの他動抵抗

A　屈　げ

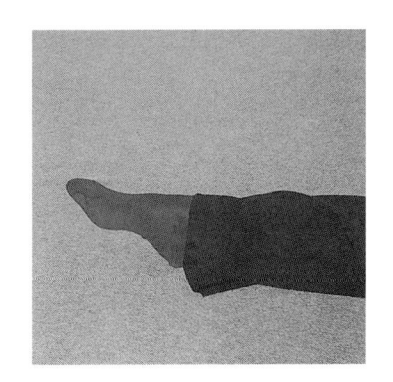

B-1　伸ばし 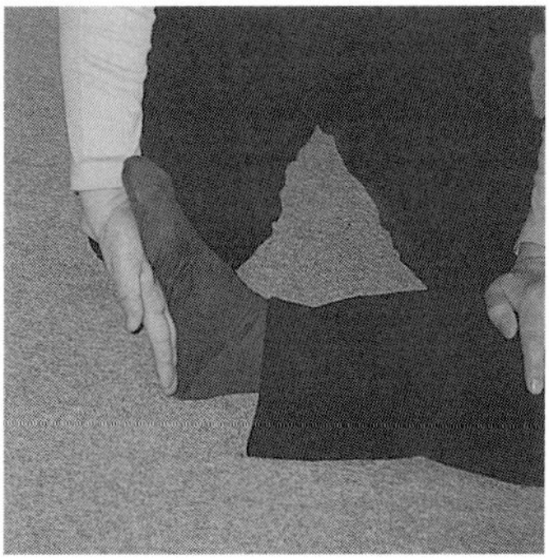　　　　　　　　　B-2　伸ばしへの他動抵抗

B　伸ばし

図38　足首屈げ・伸ばし

こうして，しっかり限定的な力で伸ばせるようになったら，なるべく強い力でしっかりと伸ばすようにして，その力強い感じを充分に体験するのも屈げの場合に同じとする。

　c）**他動補助による足首の屈げと伸ばし**——足首の屈げではその前にまず伸ばすのが，また伸ばす前には屈げるというのが最初のスタート・ラインになるのだが，それが自分だけではうまくできないことが少なくない。そのためには援助者が手伝って，その位置まで持っていくことができる。できれば骨格構造上の可動域いっぱいまでの他動援助がよいが，あまりむりはせず，現在できる範囲の所まででよしとする。さて次に，いよいよ本番だが，伸ばす方は大ていの人ができないということはない。屈げるのはむしろ容易でなく，主観的な可動域が大変狭いという人が少なくない。これも他動補助で最初に骨格構造上の可動域いっぱいまで押し込めると，身体的には弛むが，まだそれは当人にとって自分のものにはなっていないので直ぐには動かせない。だが何回か繰り返すうちには，だんだん自分で屈げられる主観的可動域が拡がって，構造的な可動域いっぱいまで屈げられるようになってくる。

　さて，こうして屈げでも伸ばしでも，自分で可動域いっぱいまで動かせるようになったら，今度は援助者がその動きに図38のA‐2，図38のB‐2のような他動抵抗を加えて，動き難くしながら，その抵抗に打ち克って屈げ・伸ばしをいっぱいまで進めていくという援助を試みる。足首というのは立位の全体重を全部ここで受け止め，自体軸をタテに立て，立位のバランスを執るという大仕事をしなければならない重要なところだから，ほかの部位のようになるべく弱い力で動かし動く感じが分かればよいというだけにはいきかねる。むしろ強い力を入れながら，それにも関わらず足首に入れる力の状況がなるべく充分にしかもしっかりと感じ取れるようになることが望ましい。したがって，屈げ・伸ばしに対する援助者の他動抵抗も慣れるに従ってだんだん強力にしながら，しかもその動かしていく過程をじっくり感じ取れるような援助をすることになる。

引用文献

藤岡孝志 (1986)：動作療法の適用——不安神経症者へ（こころのよりどころを求めて）．九州大学教育学部付属障害児臨床センター，障害児臨床シンポジウム 1, 47-53.

藤岡孝志 (1987a)：自己認知と他者認知の変容過程——対人恐怖症者への一事例を通して．九州大学心理臨床研究，6，

藤岡孝志 (1987b)：動作療法の治療過程に関する一考察．心理臨床学研究，5，1，14-25.

藤岡孝志 (1992)：神経症者への動作療法．現代のエスプリ別冊，臨床動作法の理論と治療，161-168.

畠中雄平 (1995)：境界例への動作法の適用．臨床動作学研究，1，10-11.

畠中雄平 (1998)：臨床動作法における見立てと動作課題の設定について——強迫神経症に動作法を適用して．臨床動作学研究，4，19-21.

干川 隆 (1992)：過呼吸症候群への適用．現代のエスプリ別冊，臨床動作法の理論と治療，178-187.

星野公夫 (1997)：メンタルアクティベイション　動作法によってライバルへの捉われから脱却し，自信を回復したサッカー選手．心理臨床学研究，15，3，225-236.

池田敏郎 (1992)：精神分裂病の患者に対する動作法の適用．現代のエスプリ別冊，臨床動作法の理論と治療，248-257.

入江建次 (1992)：動作法による書痙の治療例．現代のエスプリの別冊，臨床動作法の理論と治療．197-201.

Jacobson, E. (1964)：*Anxiety and Tension Control*. Philadelphia：J. B. Lippincot.

小林 茂 (1966)：脳性マヒのリハビリテーション．教育催眠学，成瀬悟策編，東京：誠信書房，279-290.

古賀 聡 (1998)：アルコール依存症者の動作法を通した自己への対面．リハビリテーション心理学研究，26，19-29.

今野義孝 (1993)：慢性緊張への気づきと心身の体験との関連性．行動療法研究，19，1-10.

今野義孝 (1997)：「癒し」のボディー・ワーク．東京：学苑社．

窪田文子 (1992)：強迫神経症者．現代のエスプリ別冊，臨床動作法の理論と治療，188-196.

三好俊之 (1996)：気管支喘息者への動作療法の適用．臨床動作学研究，2，1-9.

三好俊之（1997）：アトピー性皮膚炎に悩む青年への動作法の適用．臨床動作学研究，3，9-17．
最上貴子（1995）：不登校女子小学生への動作法の適用．臨床動作学研究，1，28-29．
最上貴子（1998）：自閉的な発達障害を持つ青年への動作法の適用．臨床動作学研究，4，1-9．
最上貴子（1999）：スクールカウンセリングにおける臨床動作法の活用．臨床動作学研究，5，35-39．
中島健一（1992）：失語症者へのスピーチセラピー．現代のエスプリ別冊，臨床動作法の理論と治療，258-269．
成瀬悟策（1985）：動作訓練の理論．東京：誠信書房．
成瀬悟策（1988）：自己コントロール法．東京：誠信書房．
成瀬悟策（1998）：姿勢のふしぎ．東京：講談社．
成瀬悟策編（1992）：現代のエスプリ別冊，臨床動作法シリーズ，1-3．東京：至文堂．
成瀬悟策編（1999）：実験動作学．現代のエスプリ別冊．東京：至文堂．
那須野康成（1996）：児童福祉施設における被虐待児への臨床動作法適用の治療過程について．臨床動作学研究，2，10-18．
尾畑博子（1999）：被害妄想的パニックを起こした一女学生との関わり．臨床動作学研究，5，12-21．
大場信恵（1996）：自己臭に悩む青年女子の動作療法．心理臨床学会発表．
大場貴久（1997）：不定愁訴を訴える入院患者への動作療法の適用．臨床動作学研究，3，18-26．
小川幸夫（1992）：心身症者．現代のエスプリ別冊，臨床動作法の理論の治療，202-213．
小俣和義（1999）：抑鬱気分を訴える男子学生への臨床動作法の適用．臨床動作学研究，5，1-12．
坂上頼子（1999）：教員研修への臨床動作法の試み．臨床動作学研究，5，27-34．
清水良三（1992）：神経性うつ病者へ．現代のエスプリ別冊，臨床動作法の理論と治療，233-247．
清水良三（1999）：臨床動作法による自己臭学生への短期心理治療例．九州臨床心理学会，事例発表．
髙橋国法（1998）：学級活動における臨床動作法の適用．臨床動作学研究，4，10-18．
冨永良喜（1995）：被災された方への動作法――阪神淡路大震災からのレポート．臨床動作学研究，1，52-55．
冨永良喜（1999 a）：心理療法としての「イメージ動作法」の試み．催眠学研究，44，2，9-16．

冨永良喜（1999 b）：いじめ防止授業とスクールカウンセラー．
冨永良喜・山中寛編（1999）：動作とイメージによるストレスマネジメント教育．京都：北大路書房．
鶴　光代（1982）：精神分裂病者の動作改善と社会的行動変容．成瀬悟策編，心理リハビリテイションの展開，福岡：心理リハビリテイション研究所，169-181．
鶴　光代（1991）：動作療法に於ける「自体感」と体験様式について．心理臨床学研究，9，1，5-17．
鶴　光代（1992）：精神病者への動作療法．現代のエスプリ別冊，臨床動作法の理論と治療，169-177．
鶴　光代（1994）：自己臭に悩む女子大生への動作療法．氏原寛・東山紘久編，カウンセリング事例集，京都：ミネルヴァ書房，159-168．
吉川吉美（1992）：神経疾患を疑われた歩行不能者．現代のエスプリ別冊，臨床動作法の理論と治療．234-247．
吉川吉美（1996）：精神科臨床に於ける動作法──いわゆるヒステリーと考えられる症状を呈する患者に動作療法を試みた事例．臨床動作学研究，2，38-43．

人名索引

ア行
池田敏郎　2
入江健次　3
大場貴久　2
大場信恵　3
小川幸夫　3
尾畑博子　2
小俣和義　2

カ行
窪田文子　2
古賀聡　3
小林茂　1
今野義孝　2, 3

サ行
坂上頼子　7
ジェイコブソン（Jacobson, E.）　93
清水良三　2, 3

タ行
髙橋国法　6

鶴光代　2, 3
冨永良喜　3, 7, 94

ナ行
中島健一　3
那須野康成　3
成瀬悟策　1, 2, 19, 94

ハ行
畠中雄平　2
藤岡孝志　2, 3
干川隆　3
星野公夫　7

マ行
三好俊之　2, 3
最上貴子　2, 3, 6

ヤ行
山中寛　7
吉川吉美　2

事 項 索 引

ア 行

相手（援助者）への直面　136
相手にお任せ　53, 100
赤ちゃんも努力で動く　10
胡坐　159, 160
浅がけ　157
足裏内側踏み　209
足裏の均等踏み付け　208
足裏の踏み付け方　202
足首屈伸運動　210
足首に入れる力　212
足首の力の入れ方　202
足首伸ばし　210
足首屈げ　210
足首屈げ・伸ばし　210, 211
アトピー性皮膚炎　3
あの時　120
在るがまま　145
ある感じ　120
アルコール中毒　3
暗示　127
安心感　94
生き方を変える　50
生きる　11
生きる意欲　14
意識化　16
意識下化　23, 46, 135
意識下努力　16
意識化よりも意識下化　18
意識下自己処理　151
意識下的能動活動　43

意識下動作　17
意識下努力　14, 16, 43
意識下努力優位　152
意識下にお任せ　54
意識下に訊ねる　117
意識下のまま　18
意識下優位な努力　150
意識下レベルの努力　152
意識下を意識化　135
意識性　15, 35
意識性の次元　43
意識性の程度差　36
意識性の幅　36
意識的　12
意識努力　12, 14, 152
意識努力優位　152
意識にはのぼらない動き　13
意識の流動性　35
椅子位　157
痛み　80, 174
一週間宿泊訓練キャンプ　3
意図　1, 9
いま, ここで　21
動いていく感じ　92
動かす感じ　92, 134
動きの感じ　92
内側踏みつけ　208
鬱状態　2
腕挙げ　50, 169, 170
援助される体験　144
援助姿位　156

援助テスト　74，90
横傾斜足踏み　208
O脚を直す　210
お任せ感　100

カ　行

臥位　159
外界への対応　198
外界への直面　135
開脚伸展坐位　159
介助　131
外反母趾　5
限りなき接近　87
陰の立場　118
過呼吸症候群　2
かざす　127
過剰(な)緊張　78，143
過剰努力　143
肩挙げ　165，166
肩挙げ肩開き　166，167
片足立ち　201
課題実現の努力　50
課題テスト　74，90
課題動作　46
課題動作法　28
課題努力　19
課題努力法　122，154
課題努力法の構造　123
課題の自由度　29
肩関節の回転　171
肩関節の回転の感じ　174
肩凝り　4，150
型通りの変化　118
片膝立ち　85
肩開き　111，150，167
肩前屈げ　167
肩回し　103，177
肩弛め　150，164
可動域　67，76
下半身をしっかり固める　198
からだで体験　24

からだに触れる　58
からだの感じ　66
環境に適応　198
感じ　21
感じが分かる　130
感情転移　58
感じるまま　145
関節可動域いっぱい　210
気管支喘息　2
起承転結　118
ギックリ腰　4
軌道逸れ　80
仰臥位　160
仰臥位姿位　172
共感　61
共感的理解　39，59
共体験　60
共通努力　126
共通の理解　142
共動作　60
共同作業　156，174
共同注意　123，125，148，174
強迫神経症　2
「気をつけ」の姿勢　206
禁忌　61
緊張感　92
緊張-弛緩　75
緊張配分　78
躯幹部　83，89
苦痛　80
頸肩腕症候群　5
傾斜　204
結跏趺坐　157
原因除去説　102
原因論　102
肩胛関節　3，150
健康法　5
言語化　99
現実感　24，95
現実性　95
原始反射運動　11

現存在感　24
後傾　204
高次元志向　54
恒常的緊張　111
構造的な可動域　212
高齢者　5
股関節　193
股関節脱臼　193
股関節で上体全体を受け止め　194
股関節を伸ばす　196
こころが内側に向く　87
腰かけ方の2方式　157
腰反り　182
腰に後反りが出る　196
腰の辺り　103, 177
五十肩　4
骨格的な障害　193
ことばによる助言　130
ことばの活用　56
ことばは補助役　55

サ　行

坐位　157
最小限の援助　117
最小限(度)の力　113, 172, 192
坐位前屈　50
妨げによる援助　131
妨げる　130
左右差　76
三次元空間の中心　135
姿位　157
ジェイコブソン流　93
自己　98
自己介入　47
自己活動　iii
自己活動感　24
自己感　98
自己管理　iii, 8, 116, 152
自己臭　3
自己処理　iii, 8, 147
自己選択　8, 115, 150

自己操作　47
自己操作コントロール　93
自己存在感　24
自己調整　iii
自己治療　8, 52
自己治療努力　47
自己変革　8
指示　129
四十肩　4
姿勢の偏り　83
自然体　137
自然治癒　152
自体　6, 11
自体感　23, 134
自体軸タテ直立て　187
自体軸の右（左）傾　208
自体との交流　119
自体にお任せ　53, 100
肢体不自由　1
自体への直面　133
自体を認知　134
実験動作法　19
失語症　3
自分で動かす　139
自分で活性化　132
自分でよくなる努力　115
自分に必要な治療体験　115
自分への信頼感　101
自分への直面　136
自分を取り戻せる　127
終結　116
重心移し　203
重心移し・膝立ち　198
主観的な関節可動域　210
主訴　64
主体　8, 9
主体が主役　52
主体活動　11
主体の努力(活動)　iii, 9
主体の有意活動　11
主体を解放　78

受動から能動へ　114
主動感　89
主動努力　90
主発的　11
主役はクライエント　122
順次体験型　120
準備動作　81
小休止　119
上体後反らし　180，181
上体反らし　182
上体反らし・屈げ　182，183
上体捻り　185，186
上体前屈げ　178，179
上体廻し　187，188，189
上体横屈げ　184，185
上腿を踏み締め　194
正面図　83
書痙　3
助言　127
心身症　3
身体運動　9
身体緊張　92
身体軸　190
信頼関係　143
心理治療　24
心理療法　1
推測・仮説　61
推測による仮説　105
随伴運動　12，16，80
随伴緊張　78，80，199
スクールカウンセラー　6
少し緊張　192
筋緊張　92
ストレス・マネージメント　7
生活化　116
生活体験　27
生活体験の仕方　8
静緊張　79
正座　157
精神病　2
精神分析　16

精神分析療法　58
精神分裂症　2
生理的なメカニズム　iii
前傾　204
全身がひとかたまりの体感　191
漸進弛緩法　7
全身脱力・微緊張　191
相互コミュニケーション　126
そうそう！　140
添える　128
側臥位　160
側面図　84
側彎　4
そこ！　140
それ！　140
存在感　96

タ　行

第一期　110
体験する　21
体験の在りよう　148
体験の捉え方　87
体験(の)様式　87，135
体験を明確化　131
第三期　114
体軸　78，82
体軸の硬さ　85
体軸踏み締め　4
対人恐怖症　2
第二期　112
「大」の字に寝そべった形　191
第四期　116
脱力しながら上体を支える　201
タテ直　76
タテへの立て方　81
タテ真っ直ぐ　85，190
タテ真っ直ぐの姿位　199
他動援助　212
他動介助　118
他動抵抗を加えて　212
他動補助による足首の屈げと伸ばし　212

事項索引　221

力を抜く　144
長期型　110
直立ち　199
治療　155
治療過程の経過　148
治療関係　51, 143
治療者は援助者　59
治療セッション　27, 28
治療体験　iii, 27, 34, 38
治療体験の自己操作　45
治療プロセスの多様性　109
付け根型　207, 208
停止　80
停滞　80, 174
適切な援助　132
テスト　155
伝統的な治療法　110
動緊張　79
動作　i, 9
動作課題　18, 29, 154
動作訓練　24
動作訓練でも治療効果　107
動作こそは生ける証　i
動作する体験　144
動作体験　22, 155
動作できる感動　139
動作で体験　24
動作と体験が一応分かる　110
動作と体験の明確化　112
動作と体験を手がかりに　103
動作なら安気　41
動作の難所　139
動作の見どころ　77
動作法　6, 18
動作法ゴッコ　7
動作法での禁忌　62
動作法はファジー　61
動作療法　8, 38, 88
動作療法の受け容れ　70
動作を変える・こころを変える　69
導入　110

導入段階　112
動揺　80
特定体験型　118
伴う体験　22, 23, 45
努力　1, 9

ナ　行

内動　60
なぜ動作か　30, 70
なるようになる　54
難所　174
難所とその乗り越え　171
難所の乗り越え　123
難所越え　129
二重課題　113, 196
日本臨床動作学会　iii
脳性マヒ　1
脳卒中後遺症　1
脳の病変　1

ハ　行

パス　127
初対面　73
半意識下　137
ＰＴＳＤ　3, 94
被虐待児　3
微緊張　117, 143, 145, 146, 149, 156, 174, 177
微緊張が全身に行き渡り　192
ピクピク　146, 174
ピクピク越え　147
ピクピクの出現　146
膝屈げ　200
膝立ち　85, 193, 197
膝立ち位　160
膝を床面でしっかり踏みつけ　194
肘捻り　174, 176
微弱な緊張　192
微弱な力　115
ヒステリー　2
左廻し　188

必要・有効・有用な治療体験　148
微動　117, 143, 145, 156, 174, 177
微動腕屈げ　174, 175
微動感　119
微妙な感じ　119
不安神経症　2
深がけ　157
物理的なメカニズム　iii
不定愁訴　2
不動　80
不動感　91
浮動感　91
不当緊張の処理　204
不登校　3
不当な緊張　77, 143
不動の姿勢　206
負の体験　140
踏み締め　82
ブリーフ型　110, 118
踏ん張り　82
平行移動　198
平衡感覚　81
変形性膝関節症　5
傍観者　101
補助　130
ボタンの押し方　10
ボディーと主体　57
ボディーワーク　26
歩様　73

マ　行

屈がる　iii
曲がる　iii
屈げる　iii
股伸ばし・屈げ　193
股横弛め　196, 197
慢性緊張　3
身構え　73

右廻し　188
見立て　101
見立ては仮説　104
密着共感的(な)理解　123, 125, 148
無意識にお任せ　100
難しい動き　79
無力感　91
目立ちの一番手　149
モデル動作　74

ヤ　行

やる気　22
有意活動　11
ゆっくりジックリ　165
指先型　207, 208
腰痛　4
腰痛のある人　187

ラ　行

立位　85, 160, 198
立位前傾の足裏踏み　206, 207
リハビリテーション　8
両足同時に内側踏みつけ　209
両足を揃えて平行　204
両踵を揃えて両足平行　199
両足平行　85
両大腿骨　193
リラクセーション　5
リラクセーションの体験　119
リラックス感　92
リラックス体験　23
臨床心理学　109
臨床心理士　3
臨床動作法　19

ワ　行

分かるまで　130
分かるように　130

著者紹介

成瀬悟策（なるせ　ごさく）

1924年　岐阜県に生まれる
1950年　東京文理科大学心理学科卒業
　　　　九州女子大学学長を経て，
現　在　九州大学名誉教授　医学博士
　　　　（専攻　教育心理学，臨床心理学）
主　著　『催眠』1960，『増訂　自己催眠』（共著）1968，『教育催眠学』
　　　　（編著）1966，『催眠面接法』1968，『催眠シンポジアムⅠ～Ⅹ』
　　　　（編集）1968～1980，『自己コントロール法』1988，『イメージ
　　　　の時代』1988，以上，誠信書房，『臨床動作学基礎』1995　学
　　　　苑社，『姿勢のふしぎ』1998　講談社，『動作療法の展開』2014
　　　　誠信書房，他

動作療法──まったく新しい心理治療の理論と方法

2000年9月10日　第1刷発行
2015年1月20日　第9刷発行

著　者	成　瀬　悟　策	
発行者	柴　田　敏　樹	
印刷者	日　岐　浩　和	

発行所　株式会社　誠信書房
〒112-0012　東京都文京区大塚3-20-6
電話　03 (3946) 5666
http://www.seishinshobo.co.jp/

中央印刷　協栄製本　　　落丁・乱丁本はお取り替えいたします
検印省略　　　　無断で本書の一部または全部の複写・複製を禁じます
© Gosaku Naruse, 2000　　　　　　　　　　　Printed in Japan
ISBN4-414-40195-X C3011

動作療法の展開
こころとからだの調和と活かし方

成瀬悟策 著

70年に及ぶ催眠療法，精神分析，行動療法，サイコドラマ，自律訓練，イメージ療法等の研究の末に動作療法へ行き着いた著者の足跡と動作療法の基礎から実際までを写真やイラスト入りで縦横無尽に語り尽くした集大成。

主要目次
第Ⅰ部　動作療法
　第1章　動作療法への階梯
　第2章　動作療法の基礎
　第3章　動作療法の実際
　第4章　動作療法での変化と生活
第Ⅱ部　動作課題
　第5章　動作療法は動作課題の達成努力が手段
　第6章　基本課題
　　1．腰周り問題
　　2．肩周り問題
　　3．体軸問題
　　4．腕挙げ問題
　　5．頸・肩問題
　　6．腰周り動作の自由化

A5判上製　定価(本体4800円+税)

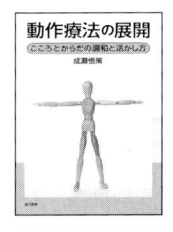

動作のこころ
臨床ケースに学ぶ

成瀬悟策 編

臨床動作法の創始者である成瀬悟策が編集した初の臨床動作法ケース集。学校，精神病院，総合病院，小児科，女性診療科，高齢者施設など様々な領域で活躍する九人の臨床心理士が，現場における動作法の導入からその効果までを実例に沿って紹介する。また，それぞれのケースには編者によるコメントが付せられており，成功例だけでなく失敗例までも挙げられている。

目　次
序——臨床動作法で学ぶ心理臨床
1　学生相談における臨床動作法
2　スクールカウンセリングにおける臨床動作法
3　精神病院における臨床動作法
4　総合病院における臨床動作法
5　小児科医院における臨床動作法
6　女性診療科・女性外来での臨床動作法
7　高齢障害者のための臨床動作法
8　PTSD・心的外傷と臨床動作法
9　心理職者への臨床動作法

A5判上製　定価(本体3000円+税)

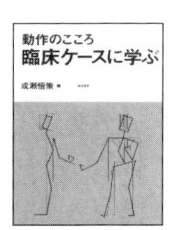